Walross auf Spitzenschuhen

Annette Schlipper

Walross auf Spitzenschuhen

Geschichte einer Magersucht

Bibliografische Information der Deutschen Bibliothek:
Die Deutsche Bibliothek verzeichnet diese Publikation in der Deutschen Nationalbibliografie;
detaillierte Daten sind im Internet über
<http://dnb.ddb.de> abrufbar.

Herstellung und Verlag: Books on Demand GmbH, Norderstedt
ISBN 3-8334-2614-4

Inhalt

Für Philipp und Hardy:
Niemals aufgeben!

Herbst

Britta hatte Angst.

Vor der Schule. Vor den Lehrern. Vor dem Unterricht. Vor dem spöttischen Grinsen ihres Erdkundelehrers Herrn Stolte, der schüchterne Mädchen wie sie nicht leiden konnte und sie deshalb immer wieder mit unerwarteten ironischen Fragen quälte. Sie hatte Angst vor dem schadenfrohen Gekicher der Klasse, wenn sie wie immer trotzig schwieg und auf ihr Buch oder Heft starrte und Herr Stolte ihr deshalb mangelnde Intelligenz vorwarf: „Und du willst Abi machen? Entschuldige, aber dafür bist du meiner Meinung nach einfach zu doof."

Sie hatte Angst, dass Herr Stolte Recht hatte.

Britta hatte Angst, dass ihrer Familie etwas zustoßen könnte. Dass ihre Eltern, ihr zwei Jahre jüngerer Bruder Benny, Oma Grit, Opa Horst oder Opa Jochen einen Unfall haben könnten. Dass sie wie Oma Nita eine schlimme Krankheit bekommen und daran sterben könnten. Sie hatte Angst, dass sie selber eine schlimme, unheilbare Krankheit bekam, einen Gehirntumor oder Krebs. Sie hatte Angst, dass eines Tages ihr immer wiederkehrender Albtraum Wirklichkeit werden könnte und ihr Zuhause in Flammen aufging. Oder dass die gefürchtete, alles vernichtende Atombombe gezündet wurde. Mehr als einmal hatte sie den bedrohlichen Atompilz in ihren Träumen hochsteigen sehen, bei einem Feuerwerk hinter Wohnhäusern, bei einem harmlosen Spaziergang am Rhein.

Eigentlich hatte Britta immer Angst. Oder: Sie hatte am Tag (und in der Nacht) mehr Angst als keine Angst, sodass man sagen könnte, Angst zu haben war für sie normal. Sie wusste nicht, wie es war, einmal keine Angst zu haben, deshalb antwortete sie immer, wenn sie jemand fragte: „Hast du Angst?“, mit einem verwunderten „Nein“.

Sie wusste nicht, dass es nicht normal war, immer Angst zu haben.

Ein bisschen war es wie mit den Allergien. Die hatten vor fünf Jahren angefangen. Mit neun. Erst hatte sie neonrote Kaninchenaugen bekommen, wenn sie mit ihren Eltern und Benny im späten Frühling, im frühen Sommer einen Fahrradausflug unternommen hatte. Erst waren es die Bäume und Gräser gewesen, die sie mit ihren unsichtbaren Pollen in der Nase gekitzelt hatten. Später, vor etwas mehr als einem Jahr, war dann überraschenderweise noch die Tierhaarallergie hinzugekommen. Plötzlich hatte sie immer niesen müssen, wenn sie bei ihrer besten Freundin Babette zu Besuch war. Irgendwann war ihr klar geworden, dass Babettes Katze Pumpkin die Übeltäterin war. (Seitdem trafen sich Britta und Babette lieber in einem Café. Oder bei Britta, die ihre heiß geliebten Wüstenrennmäuse Tom und Jerry schweren Herzens hatte abgeben müssen. Oder bei Janine, die weder Katze noch Wüstenrennmäuse, nur ein paar ungefährliche Guppys im Aquarium hatte.)

Im Winter, wenn die klackernden Heizkörper alten Staub aufwirbelten, schüttelte sie ein trockener, bellender Husten.

Eigentlich war Britta immer gegen irgendetwas allergisch. Nieste. Hustete. Bekam rote, tränende Kaninchenaugen. Wenn sie jemand fragte, wogegen sie denn allergisch sei, antwortete sie meist ausweichend: „Och, gegen dies und das.“ Sie konnte doch nicht zugeben, dass sie lebensuntauglich war. Dass sie auf die ganze Welt allergisch reagierte, auf die ganze, feindliche Welt. Dann hätte sie sich ja gleich einsargen lassen können. Lebendig begraben.

Als Kind hatte sie Angst gehabt vor den Piraten bei Pippi Langstrumpf. Zusammen mit ihrem eineinhalb Jahre jüngeren Cousin Hardy hatte sie sich in Opa Jochens Wohnung unter dem Esszimmertisch verkrochen und die Tischdecke ganz weit heruntergezogen. Nur durch einen winzigen Spalt am Boden hatten sie verfolgen können, wie die unerschrockene Pippi die bösen Piraten fertig machte.

Sie hatte auch Angst gehabt vor der grausamen Madame Medusa bei Bernard und Bianca, aber vor der hatte schließlich jeder Angst gehabt. Sogar ihr cooler Bruder hatte damals die ganze Zeit wie erstarrt auf dem Sofa gesessen und sich ein schützendes Kissen vor den Bauch gehalten. Mit riesigen, zähnefletschenden Krokodilen hatte Madame Medusa das arme, kleine Waisenmädchen Penny gefangen gehalten und zu gemeinen Diensten gezwungen. Trotz allem hatte sich Britta damals gewünscht, genauso ein niedliches, trauriges, bemitleidenswertes Waisenmädchen zu sein. Ohne Eltern, ohne Verwandte, ohne richtiges Zuhause. Ohne materiellen Besitz. Mit nur einem einzigen abgewetzten Lieblingsteddy.

Eigentlich hatte Britta nicht wirklich ein einsames, ungeliebtes Waisenmädchen sein wollen. Was sie sich damals gewünscht hatte, war, wie ihr mittlerweile klar war, das Außergewöhnliche. Etwas, das sie von den anderen unterschied, das sie aus der miefigen, langweiligen Normalität heraushob. Im Grunde war sie zufrieden mit ihren Eltern und ihrem Bruder, damals wie heute. Sie fühlte sich wohl in ihrem kleinen, eingequetschten Reihenhäuschen im Norden der Stadt. Sie liebte die beruhigenden Poster mit romantischen Sonnenuntergängen an ihren Wänden. Liebte ihre Hobbys: Ballett, Malen, Puzzeln und Tiere katalogisieren. Stille Hobbys, die ihre lauten Freundinnen Babette und Janine jedes Mal abfällig belächelten. Janine und Babette trafen sich lieber am Sonntagnachmittag zum Tanztee oder zum Squash im Fitnesscenter. Für Babette und Janine (und vermutlich für alle anderen) war sie bloß ein liebes, braves, schüchternes Mädchen, das niemals über die Stränge schlug. Das gewissenhaft die Hausaufgaben erledigte. Das sich ehrgeizig auf die Klassenarbeiten vorbereitete, weil es eines Tages studieren wollte. Was, wusste sie noch nicht. Irgendwas halt. Ihre Eltern hatten ihr nie eine Alternative vorgeschlagen.

Babette und Janine sahen nicht ihre Ängste, ihre Befürchtungen und Selbstzweifel, sahen nicht, dass sie sich eine Freundschaft mit einem Jungen mehr als alles in der Welt wünschte, es sich aber einfach nicht zutraute. Wie auch, sie hatte ja noch nicht einmal je einen geküsst. Sie sahen nicht, dass die langweilige, miefige Normalität in ihrem Leben seit einiger Zeit langsam, aber beständig zerbröckelte, dass nichts mehr so war wie früher. Sie sahen nicht, dass mit dem abgerissenen Supermarkt neben der Grundschule auch ein wertvolles Stück ihrer sicheren, heilen Kindheit verschwunden war, dass mit dem Supermarkt auch ein kostbarer Teil ihrer schönen Erinnerungen abgerissen wurde: die Frau von der Fleischtheke, die ihr jedes Mal ein zusammengerolltes Stück Wurst in die Hand gedrückt hatte, wenn sie mit ihrer Mama einkaufen gegangen war; das Überraschungsei, das sie jedes Mal aussuchen durfte und das sie mit unendlicher Hingabe und wohliger Vorfreude auswählte, bis Mama, mit besorgtem Blick auf die Tiefkühlprodukte im Wagen, drängeln musste: „Britta, nun komm endlich."

Überraschungseier gab es auch in anderen Läden, aber es war trotzdem nicht mehr dasselbe.

Babette und Janine sahen auch nicht, dass ihr Paps neuerdings oft erst gegen neun, zehn Uhr von der Arbeit heimkehrte und am nächsten Morgen noch geistesabwesender, wortkarger sein Frühstücksbrot schmierte als sonst. Einmal, als es in Strömen regnete und Paps sie deshalb mit dem Auto zur Schule brachte, hatte sie im seitlichen Ablagefach einen Lippenstift gefunden. Wie elektrisiert hatte sie ihn in ihre Jackentasche gesteckt. In der Schule war sie als Allererstes aufs Klo gerannt. Obwohl es bereits zum zweiten Mal geschellt hatte. War ihr in dem Moment total egal gewesen. Sie hatte den Lippenstift herausgeholt und mit einem merkwürdigen Ziehen im Bauch aufgeschraubt. Leuchtendes, selbstsicheres Orangerot. Passte nicht zu Mamas blasser Wachsfigurenhaut und ihren matten, straßenköterblonden Haaren. Aber Mama schminkte sich auch fast gar nicht. Betonte gelegentlich die Augen mit zarten Lidstrichen und glänzender, schwarzer Wimperntusche. Dazu höchstens mal Labello. Aber niemals Lippenstift. Schon gar nicht lebenslustige, freche, auffällige Farben. Niemals: Orangerot. Auf gar keinen Fall: *Ambitious Orange.*

***

Britta hatte Angst vor ihrem Spiegelbild. Immer wenn sie an einem freien Nachmittag durch das neue Einkaufszentrum bummelte, präsentierte es sich ihr in aller ungeschönter Breite. Sie hasste ihren ausladenden Körper, der massiv und robust wirkte, gar nicht so zart und zerbrechlich, wie sie gerne sein wollte, wie sie sich eigentlich fühlte. Entsetzt betrachtete sie ihre kräftigen Oberschenkel, ihre wulstigen Waden. Ihre drallen Arme. Ihre dicken Titten.

„Das bin nicht ich", sagte sie sich verzweifelt. Das musste eine Verwechslung sein. Ihr aufgeschwemmtes Gesicht: eine ausdruckslose Maske. Warum hatte sich dieser Alien ausgerechnet sie ausgesucht? Warum nicht die lange, schlangengliedrige Janine? Warum nicht die wohlgeformte, selbstbewusste, kokette Babette? Warum hatte der Alien seine plumpen, schwerfälligen Formen ausgerechnet über ihren Körper gestülpt?

Das musste eine Verwechslung sein.

***

Früher war sie neidisch gewesen. Auf Penny, das arme, kleine, schutzlose Waisenmädchen mit den großen, vertrauensseligen Augen. Auf all die, denen es nicht so gut ging wie ihr. Weil die noch echte Wünsche und Träume hatten.

Auch ihren Klassenkameraden Marvin hatte sie beneidet, weil seine Eltern in Scheidung lebten. Weil er – als Trost, als Entschädigung? – mal eben in den Osterferien nach Südafrika fliegen durfte und einen großen Swimmingpool im Souterrain des Hauses hatte. Es war ihr nicht um Südafrika gegangen. Auch nicht um den genialen Swimmingpool. Was sie ihm neidete, fast persönlich übel nahm, war das Außergewöhnliche. Das, was Menschen wie Marvin aus der normalen, durchschnittlichen Masse heraushob.

Sie war normal.

Normal sein bedeutete: nicht geisteskrank zu sein. Niemals im Gefängnis zu landen. Nicht mit einem großen, entstellenden Feuermal im Gesicht durchs Leben zu laufen. Es bedeutete aber auch: nichts Besonderes zu sein. Durchschnitt. Mittelmaß. Langeweile.

Um das Spotlight, das auf Marvin gefallen war, nachdem sich dessen reiche Eltern nach langer, zermürbender Eheschlacht endlich unversöhnlich getrennt hatten, hatte sie ihren Klassenkameraden glühend beneidet. Aber jetzt, da das Außergewöhnliche auch in ihr Leben Einzug gehalten hatte, wollte sie es plötzlich gar nicht mehr haben.

***

„Britta, beim Essen wird nicht gelesen."

Mama hatte sich eine Tasse Kaffee gekocht und sich mit verschlafenen, kleinen Augen zu ihrer Tochter an den Esstisch gesetzt.

„Paps liest beim Frühstück doch auch immer Zeitung."

„Das ist was anderes."

„Wieso?", rief Britta empört.

„Weil Paps nicht nur zum Spaß liest, sondern sich darüber informieren muss, was in der Welt vor sich geht."

„Das mache ich doch auch", protestierte Britta und

zeigte Mama ihr Buch: eine Geschichte über ein jüdisches Mädchen während des Zweiten Weltkriegs.

„Aber das hier ist dein Freizeitvergnügen und du hast schließlich den ganzen Nachmittag Zeit. Paps wäre froh, wenn er so viel Freizeit hätte."

„Wieso!", fuhr Britta auf. „Zwingt ihn doch keiner, so viel zu arbeiten."

„Und wer mault als Erste, wenn das Taschengeld gekürzt wird oder wir nicht mehr nach Italien in den Urlaub fahren können?"

Britta schwieg. Das, wonach sie sich wirklich aus tiefstem Herzen sehnte, konnte sie mit Geld nicht kaufen.

„Von mir aus könnt ihr mir das ganze Taschengeld streichen", sagte sie nach einer Weile. „Und in den Urlaub muss ich auch nicht fahren. Ich wandere später eh aus."

Es war gemein, immer Britta oder Benny für alles verantwortlich zu machen. Paps war es doch, der Italien so sehr liebte. Der Italienisch sprach wie ein echter Italiener. Es war gemein, so zu tun, als würde sich Paps nur für seine Familie abrackern. Dabei machte ihm seine Arbeit doch so viel Spaß. Ohne Arbeit würde er gar nicht leben können. Hatte Mama selbst gesagt. Vielleicht machte er deshalb neuerdings so viele Überstunden. Noch mehr Überstunden als früher. Vielleicht war er deshalb heute schon um sieben aus dem Haus. Früher hatte er sich immer bis halb acht Zeit gelassen.

Mama gähnte herzhaft.

„Du, sei mir nicht böse. Ich bin so schrecklich müde. Ich leg mich besser noch was hin."

Mama stand auf, brachte ihre halb volle Tasse Kaffee in die Küche und stieg ins Schlafzimmer hoch. Wäre

Paps noch da gewesen, hätte sie sich niemals wieder ins kuschelige, warme Bett verkrochen. Das gehörte sich einfach nicht.

Auch Benny schlief noch. Er hatte erst um zehn Uhr Schule.

Draußen war es dunkel und kalt. Regen platschte in dicken Tropfen gegen die Fensterscheiben. Britta blieb allein zurück. Verstimmt mümmelte sie an ihrem halben Brötchen. Ihre Gedanken waren überlaut und verdarben ihr die Lust am Lesen.

***

In der großen Pause stand Britta mit ihren Freundinnen Babette und Janine zusammen. Es nieselte, aber es gab trotzdem keine Regenpause. Die meisten Schüler suchten Schutz unter dem überdachten Säulengang zwischen Unter- und Mittelstufengebäude. Nur ein paar unermüdliche Sechst- oder Siebtklässler spielten an den regenglänzenden Tischtennisplatten Rundlauf.

„Hey!", rief plötzlich Florian von den Getränkeautomaten zu ihnen herüber. „Bewegt mal eure fetten Ärsche her. Wir müssen euch was fragen."

Toni grinste. Hände in den Hosentaschen. Mark-Philipp wärmte seine schönen Hände an einem Plastikbecher mit Kakao.

Babette und Janine schlenderten laut protestierend auf die lässig posierenden Jungen zu. Britta ging notgedrungen mit. Am liebsten wäre sie stehen geblieben. Sie wusste: die Aufforderung galt nur ihren beiden hübschen, frechen, redegewandten Freundinnen. Aber der fette Arsch galt ihr.

Nur ihr. Babette und Janine hatten keine fetten Ärsche, sondern kleine, feste, wohlgeformte Hintern, bei denen sich in engen Stoffhosen ab und zu ein irritierender String abzeichnete. Britta trug keine Strings. Nur Jazzpants oder Hüftslips von C&A oder Walmart. Oder Novo. Wo sie halt gerade im Angebot gewesen waren. Unterwäsche kaufen war Mamas Aufgabe. Das Taschengeld war Britta für teure sexy Dessous viel zu schade. Sie sparte lieber für den Pilotenschein. Außerdem wäre sexy Unterwäsche an ihr völlig vergeudet gewesen. Sexy Unterwäsche konnte einen unförmigen, matschigen Körper nicht automatisch sexy machen. Sexy Unterwäsche konnte nur einen schönen Körper noch schöner machen. Bei einem hässlichen Körper aber betonte sie eher die ganze abartige Hässlichkeit.

Britta wollte eigentlich auch gar nicht sexy sein. Sie wollte kein billiges, hirnloses Sexobjekt sein, das nur zum Vergnügen der Männer da war. Sie wollte ihr eigenes Vergnügen. Doch als ihr Blick auf Mark-Philipps schöne, gefühlvolle Hände fiel, wünschte sie sich, sie wäre der Kakaobecher. Kalter Kakao, der von Mark-Philipps Händen gewärmt würde. Ein schöner Traum. Ein weit entfernter, unerfüllbarer Traum. Noch weiter entfernt, noch unerfüllbarer als der Pilotenschein.

***

„Was ist? Kommst du jetzt mit oder nicht?“, fragte Babette ungeduldig und schwang sich gelenkig aufs Fahrrad. Es regnete immer noch.

„Ich komm ja schon!“, rief Britta und zog ihr Fahrrad aus dem verrosteten Fahrradständer des Gymnasiums.

„Nein, nein", stellte Babette richtig, „ich meine heute Nachmittag ins Eiscafé Amalfi."

„Ich bin nicht eingeladen", antwortete Britta leise.

Gemeinsam fuhren sie die nasse Regenstraße entlang.

„So 'n Quatsch", wies Babette sie zurecht. „Natürlich bist du eingeladen."

„Aber gemeint hat Florian eigentlich nur Janine und dich", beharrte Britta.

„Was hast du denn jetzt für Anwandlungen?" Babette lachte heiser. „Soll das 'ne faule Ausrede sein? Willst du dich drücken? Willst du uns etwa mit den größten Frauenhelden der Schule allein lassen? Nix da! Uns gibt's nur im Dreierpack. Wir brauchen dich doch. Du bist die Einzige, die immer einen klaren Kopf behält. Du bist die Einzige, die uns warnen kann, wenn's zu gefährlich wird. Nun mach keine Zicken. Mark-Philipp kommt doch auch mit."

Eigentlich hätte sich Britta am Nachmittag lieber in ihrem sicheren Zimmer verkrochen und eine lange, längst überfällige E-Mail an ihre österreichische Cousine Ines geschrieben.

Aber Babette war nun mal ihre Freundin. Und Babette wollte sie unbedingt dabeihaben. Und wenn Florian was von Babette wollte und Toni was von Janine, dann mussten sie auch akzeptieren, dass die beiden mit einer Langweilerin wie ihr befreundet waren. Uns gibt's nur im Dreierpack.

„Na gut", gab Britta nach, kurz bevor sie Babettes Haus erreichten. „Ich komm mit."

Einen Blick auf Mark-Philipps Hände wäre es allemal wert.

***

Britta hatte sich extra ihr schönstes Shirt angezogen und die Haare gewaschen, aber es war alles für die Katz. Mark-Philipp brachte seine Freundin mit. Oder zumindest irgendeine Freundin. Die sehr bald seine feste Freundin werden konnte. Die er immerhin so sehr mochte, dass er sie zu einem Treffen mit seinen Kumpels (und deren Flammen) mitbrachte.

Sie setzten sich an einen Sechsertisch. Das Mädchen – Katharina – holte sich einen Stuhl aus der Nachbarecke, schob ihn zwischen den schweigsamen Mark-Philipp und den sprücheklopfenden Antonio. Toni schielte auf Katharinas Brüste.

Er machte eine anzügliche Handbewegung, als Katharina gerade nicht hinsah.

Alle konnten es sehen: Britta war zu viel. Obwohl sie gleich einen Stuhl am Tisch ergattert hatte, obwohl Katharina es war, die sich wie ein Störenfried dazwischenquetschen musste, war sie es, die nicht dazugehörte. Die sich wie eine Klette an die kichernde, flirtende Gruppe drangehängt hatte. Das fünfte Rad am Wagen. Das siebente Rad.

Alle konnten sie sehen: die unsichtbaren Linien, die zwischen Babette und Florian, zwischen Toni und Janine, zwischen Mark-Philipp und Katharina gezogen werden konnten. Obwohl Babette nicht mit Florian, Toni nicht mit Janine und Mark-Philipp nicht mit Katharina zusammen war. Noch nicht. Aber Britta fand, man sah sofort, wer zu wem gehörte, wer mit wem zusammen sein wollte.

Alle bestellten Eis. Große, aufwändig verzierte Eisbecher. Mit Krokantstreuseln oder Sahnehäubchen, mit Schoko-

oder Erdbeersoße. Coppa Roma, Coppa Milanese, Coppa Amalfi.

Britta hatte keinen Hunger. Sie bestellte sich einen warmen Kakao.

„Mir ist kalt", erklärte sie, als Mark-Philipp sie fragend ansah. Katharina runzelte mitleidig die Stirn.

Plötzlich musste Babette auf die Toilette.

„Kommst du mit?", fragte sie Britta. Britta nickte erfreut. Nicht weil sie unbedingt aufs Klo musste. Sondern weil sie zuerst gefragt worden war. Weil Babette Janine erst nach ihr gefragt hatte: „Du auch?" Weil es ihr für einen Moment das Gefühl gab, dass Babette Britta lieber mochte als Janine. Ihre stille Freundin lieber als die laute, ihre unscheinbare Freundin lieber als die mit den Modelmaßen. Eine Sekunde lang fragte sie sich, *warum* Babette die unauffällige Freundin lieber haben könnte als die, die alle Blicke der Jungen auf sich zog. Weil sie ihr nicht die Show stahl? Weil sie selber neben Britta hübscher aussah, besser wegkam als neben Janine? Britta verdrängte den Gedanken wieder.

„So ein Hornochse!", schimpfte Babette hinter der verschlossenen Toilettentür. Man hörte lautes, ungehemmtes Plätschern. „Was schleppt der auf einmal diese eingebildete Tusse an?!"

Britta wusch sich die Hände.

„Und dann noch so eine hohle Frucht", stimmte Janine in die Lästerattacke mit ein. Ihre langen, dünnen Beine lehnten lässig an der rosa WC-Wand. „Wo er doch so ein schlaues Köpfchen zur Freundin haben könnte."

Janine zwinkerte Britta durch den Waschbeckenspiegel

zu. Bildete sie sich das nur ein oder hatte leise Ironie in dieser Bemerkung mitgeschwungen? Britta tat, als fühlte sie sich nicht angesprochen.

Als sie ins gemütlich beleuchtete Café zurückkehrten, hatten die Jungen ihr Eis fast aufgegessen. Katharina knabberte geziert an einer Waffel. Babette und Janine machten sich über die XXL-Portionen her, als hätten sie gerade eine auszehrende Bergbesteigung oder Wüstendurchquerung hinter sich.

Britta nippte an ihrem Kakao. Ihr Magen meldete sich mit einem ungeduldigen Grummeln.

Nein, du kriegst jetzt nichts!, wies sie ihren bettelnden Bauch zurecht. Du hast doch eben erst zu Mittag gegessen. Wie soll ich abnehmen, wenn ich noch nicht mal einen Tag standhaft bleiben kann?

Verstohlen schielte sie auf Katharinas Eis. Die Karamellsoße zog appetitliche Spuren durch das cremig weiße Vanilleeis. Ihr lief das Wasser im Mund zusammen. Und wenn sie sich doch ein Eis bestellte? War jetzt eh alles egal. Mark-Philipp war erst mal aus dem Rennen. Wofür, für wen also sollte sie sich übermäßig quälen? Aber dann wären alle anderen längst fertig und würden sie beim Essen genau beobachten: wie sie die warme, weiche Sahne hinunterschlang, die köstliche Karamellsoße vom Löffel lutschte, das kühle Eis auf der Zunge zerschmelzen ließ. Und auf dem Rückweg würden sie sich hämisch das Maul zerreißen: „Erst einen auf Askese machen und dann in kürzester Zeit das ganze Eis reinstopfen, bis auf den letzten Rest. Na, jetzt wissen wir ja, woher es kommt."

Britta versuchte ihren drängenden, quengelnden Magen zu ignorieren.

***

„Puh, ist das viel“, stöhnte Katharina schließlich, nachdem sie eine Weile mit dem Löffel im Eis herumgematscht hatte. „Wer kann solche Portionen schaffen?“

Florian strich zufrieden über seinen vollen Bauch.

„Ach, das ist doch gar nichts. Normalerweise ess ich drei von den Dingern.“

Und Toni behauptete: „Eis ist gut für die Potenz.“

Mark-Philipp schlug ihm lachend auf die Schulter.

„Na, wenn das deine einzige Sorge ist.“

Katharina schob ihren halb vollen Becher seufzend in die Mitte des Tisches.

„Wie dem auch sei, ich kann nicht mehr.“

Babette sah Katharina missbilligend an.

„Schade um das schöne Geld.“

Katharina lächelte.

„Mark-Philipp bezahlt ja.“

„Umso schlimmer“, murmelte Janine und durchbohrte die Schmarotzerin mit gefährlich funkelnden Laseraugen.

Britta betrachtete das Eis. Obwohl Katharina darin herumgestochert hatte, sah es noch immer superlecker aus. Noch nicht einmal die ganze Sahne hatte Katharina aufgegessen. Es waren auch noch viele Krokantstückchen über. Am Boden des Glases sah man verschiedene Schichten aus Eis und Soße: Vanilleeis, Schokoladeneis, Karamell- und Schokoladensoße. Ob sie mal einen Löffel probieren sollte?

Mark-Philipp schien ihren gierigen Blick bemerkt zu haben.

„Was ist? Willst *du* nicht den Rest?"

Britta schüttelte entschieden den Kopf. Aber Mark-Philipp ließ nicht locker.

„Nur keine falsche Bescheidenheit. Iss ruhig. Verschimmelt sonst bloß."

Gerade wollte Britta wieder energisch ablehnen, als ihr Blick auf Katharinas säuerliches Gesicht fiel.

„Also gut, überredet", antwortete Britta, und es bereitete ihr eine wohlige Genugtuung. „Bevor es im Mülleimer landet. Wär' schade drum."

Babette und Janine nickten bekräftigend. Katharina ging auf die Toilette.

***

Eigentlich hatte Britta nur ein bisschen vom Rand naschen wollen. Nur ein klitzekleines, winziges Bisschen. Aber der langstielige Löffel fuhr immer wieder in das cremige Eis-Sahne-Gemisch, als hätte sie einen Automatikhebel umgelegt. Zwei, drei Löffel nur, hatte sie sich vorgenommen. Na gut, einen noch. Na ja, ein allerletzter würde nicht schaden. Die Krokantstückchen konnte sie sich vielleicht auch noch gönnen, aber mit etwas Vanilleeis, sonst schmeckte es nicht so lecker. Und wo kam auf einmal die ganze köstliche Soße her? Noch einmal probieren, einmal mit Eis, einmal ohne. Und der letzte Klecks Sahne lachte sie auch so verführerisch an. Ehe sie sich's versah, hatte sie fast das ganze Glas ausgelöffelt. Als nur noch ein winziger Rest übrig war, eine undefinierbare schleimig-dreckige Pfütze, hielt sie erschreckt inne. Eine Minute im Mund, einen Monat auf den Hüften. Hieß es nicht so? Ausgerechnet jetzt, wo die Waage am Morgen 60,7 Kilo angezeigt hatte. So viel hatte sie schon seit einem halben Jahr nicht mehr gewogen.

„Du wächst ja noch", hatte Mama sie neulich zu beruhigen versucht, als sie sich über ihr stagnierendes Gewicht beklagt hatte.

„Ja, aber nur noch in die Breite", hatte Benny daraufhin bösartig gelästert und dafür eine strafende Kopfnuss von seiner Schwester kassiert.

60 Kilo waren zu viel. Erst recht 60,7. Bei einer Größe von 1,80 Meter waren 60 Kilo vielleicht gerade so annehmbar. Aber nicht bei 1,69 Meter. Da waren 60 Kilo indiskutabel. 59,9. Das klang schon anders. Heute Morgen noch hatte sie sich fest vorgenommen, die 60-Kilo-Marke bis zur Klassenfahrt nach Paris auf jeden Fall zu unterschreiten. Aber nun hatte sie die Hälfte eines Rieseneisbechers aufgegessen, aufge*fressen* wie ein wildes, ausgehungertes Tier.

Katharina guckte zufrieden. Plötzlich wurde Britta klar: Katharina hatte sie reingelegt, hatte sie in eine Falle gelockt. Hatte nur deshalb unwillig geguckt, als Mark-Philipp ihr das Eis angeboten hatte, um sie, die Konkurrentin, zum Eisessen zu verführen. Um sie, die Rivalin, dick zu machen. Damit Mark-Philipps gefühlvolle Hände niemals in Versuchung gerieten, ihren – Brittas –Matschekörper streicheln zu wollen. Britta war wie vor den Kopf geschlagen. Sie hatte gedacht, sie würde Katharina ärgern, wenn sie ihr restliches Eis aufaß. Stattdessen hatte sie ihr sogar einen Gefallen getan.

Britta stand auf.

„Wo willst du hin?", fragte Janine überrascht.

Mark-Philipp unterbrach sein Gespräch mit Katharina. Sah Britta erwartungsvoll an.

Raus, nur raus!, schrie es in ihr, aber sie zwang sich zur Ruhe.

„Ich muss unbedingt noch was bei E-Bay ersteigern. Das Angebot läuft in einer Stunde aus. Hätte ich fast vergessen."

Entschuldigend blickte sie in die Runde. Raus, nur raus!

„Was willst du denn so dringend ersteigern?", wollte Katharina neugierig wissen.

Was, ja was?

„Neue Ballettschuhe", kam es Britta als Erstes in den Sinn. „Spitzenschuhe aus glänzend weißer Atlasseide." Die hatte sie sich immer schon gewünscht. In ihrer Ballettschule waren langweilige schwarze Spitzenschuhe mit unempfindlichem, stumpfem Stoffbezug vorgeschrieben.

Zu spät erkannte Britta, dass das wieder ein Fehler gewesen war. Denn jetzt sahen im Geiste alle ihren Walrosskörper, der von zierlichen, zarten Spitzenschuhen getragen werden musste. Ein Kegel, der auf einer winzigen Spitze die Balance zu halten suchte.

Katharinas mitleidiger Blick verfolgte sie bis zur Tür. Beinahe wäre sie dort mit einem mittelalten Pärchen zusammengestoßen, das aufgekratzt lachend ins Eiscafé stürmte. Der Mann hielt der Frau zuvorkommend die Tür auf, kniff ihr dann übermütig in den Po. Die Frau kicherte albern. Der Mann gab der Frau einen begeisterten Kuss auf die grell bemalten Lippen. Orangerot. *Ambitious Orange.*

***

Britta hatte Angst, dass sich ihr Paps mit seiner Geliebten genauso peinlich benahm wie der Mann, dem sie im Café begegnet war. Sie hatte Angst, dass Paps mit seiner Geliebten eines Tages Babette und Janine über den Weg lief. Dass sich Babette und Janine verstohlen anstupsen und bedeutungsvoll ansehen könnten: „Hey, das war doch … War das nicht …?"

Sie hatte Angst, dass ihre Freundinnen sie in der Schule darauf ansprechen würden: „Rat mal, wen wir gestern gesehen haben."

Britta fragte sich, ob diese … Frau, die Paps so attraktiv, so unwiderstehlich fand, schon einen neuen Lippenstift gekauft hatte. Ob sie immer dieselbe Farbe nahm oder auch andere, unauffälligere Töne in ihrem Schminktäschchen hatte. Ob sie sich manchmal, wie Mama, überhaupt nicht schminkte. Britta fragte sich, ob Paps mit dieser … Frau Sex hatte.

***

Britta hatte Angst. Vor der zehntägigen Klassenfahrt nach Othis, einem kleinen Vorort von Paris. Am Anfang, am Ende des letzten Schuljahrs, als sie zusammen mit ihrem Französischlehrer Herrn Frinsen Pläne geschmiedet hatten, war sie noch voller aufgeregter Vorfreude gewesen. Paris! Sie war noch nie in Paris gewesen. Die Stadt der Liebe! Die Stadt des Balletts. Ihre erste längere Reise ohne

Eltern. Die fünftägige Jugendherbergsfahrt nach Limburg in der siebten Klasse zählte sie nicht mit. Die erste längere Reise ohne Eltern ins Ausland. Und Mark-Philipp würde auch mitkommen. Zehn Tage auf neutralem Grund. Vielleicht würde sich dabei eine Gelegenheit ergeben. Um ihm verschwörerisch zuzulächeln. Um mit ihm ins Gespräch zu kommen. Um ihm zu beweisen, dass sie mehr drauf hatte als die strebsame, fleißige Schülerin, für die er sie höchstwahrscheinlich hielt. Aber nun, da diese Klassenfahrt in greifbare Nähe rückte – in zwei Wochen schon! –, spürte sie eine herzklopfende Panik in sich aufsteigen. Wie käme sie mit der Familie klar, in der sie untergebracht sein würde? Wie würde das Essen schmecken?

Die gleichaltrige Isabelle immerhin, mit der sie schon mehrere E-Mails gewechselt hatte, schien nett zu sein: *„Guttentag! Ich heiße Isabelle und ich bin kleine (1,51 cm). Ich habe zwei Schwestern: Caroline hat zwölf Jahre und Sara hat neun Jahre. Ich habe 14 Jahre. (…) Wir haben auch die Haustiere: ein großer Hund, Léon, und ein kleines Wellensittich, Roquette, das heißt Rakete auf Deutsch.“*

Britta hatte Angst, dass sie bei all den Tierhaaren und Federn in der Wohnung wieder einen ihrer verhassten Asthmaanfälle bekam oder juckende, tränende Kaninchenaugen, die sie entstellten und keinen klaren Gedanken mehr fassen ließen. Britta hatte Angst, dass ihre Gasteltern aus lauter Gastfreundschaft immer riesengroße Portionen auftafelten, morgens, mittags und abends, und dass sie tödlich beleidigt waren, wenn sie den Teller nicht bis auf das letzte Salatblättchen leer aß.

***

Immerhin würde Katharina zu Hause bleiben, fiel Britta erleichtert ein, als sie frühmorgens mit prall gefüllter Reisetasche am Bahnsteig stand und zusammen mit ihrem kugeligen Französischlehrer und ihren Klassenkameraden auf den Zug nach Paris – Gare du Nord wartete. Es war knackig kalt. Der Atem gefror zu kleinen, eisigen Frostwolken.

Paps war schon fort. Er hatte ihr die Reisetasche hochgetragen und neben das übrige Gepäck der Klasse gestellt und sie dann nach einer kurzen, fast förmlichen Umarmung allein gelassen: „Bleib sauber."

Für einen Moment hatte Britta schwer schlucken müssen, als sie ihren immer korrekten Paps in Anzug und Wintermantel die Treppe zur Bahnhofshalle hinuntereilen sah. Wer passte nun auf sie auf? Aber dann nahm sie sich zusammen. Musterte die anderen Schülerinnen und Schüler, die in größeren oder kleineren Grüppchen beieinander standen, eine letzte Zigarette rauchten oder über irgendeine witzige Bemerkung lachten. Keiner von ihnen schien schon jetzt mit dem Heimweh zu kämpfen. Auf einmal kamen ihr alle so erwachsen vor. Nur sie schien voller Sehnsucht an die Sonntagnachmittagsausflüge zurückzudenken, die sie mit ihrer Familie unternommen hatte. In den Grugapark. Ins Spaßbad. In den Wuppertaler Zoo. Früher, als noch alles in Ordnung war. Als sie noch keine Allergien geplagt hatten. Als sie mit Benny noch normal reden und spielen konnte und nicht auf jede harmlose Frage eine zweideutige Antwort erhielt. Als Paps noch keine Geliebte hatte. Als Mama und Paps sich noch so gut verstanden, dass sie ab und zu mal in ein Musical gingen oder in ein Restaurant. Was war geschehen?

Britta tastete in ihrer rechten Jackentasche nach dem Lippenstift. Er war noch da. Kurz überlegte sie, ob es nicht ein Fehler gewesen war, den Lippenstift mitzunehmen. Ob es nicht geschickter gewesen wäre, wenn sie den Lippenstift im seitlichen Ablagefach gelassen hätte. Damit Mama ihn finden konnte. Damit die wahrscheinlich ahnungslose Mama Verdacht schöpfen und ihren hinterlistigen Paps zur Rede stellen konnte: „Kannst du mir das erklären?“

Britta hatte Angst, dass sich ihre Eltern scheiden ließen.

***

Im Zug belagerten die Schüler der 9 d gleich mehrere nebeneinander liegende Sechserabteils. Vergraulten die wenigen älteren Mitreisenden, die schon vorher in den Abteilen gesessen hatten. Florian legte besitzergreifend seine Füße auf den Platz gegenüber: „So, Leute, ich mach jetzt mal ein Nickerchen. Ist gestern wieder ziemlich spät geworden. Also stört mich bitte nicht. Gute Nacht.“

Babette und Janine sicherten sich die mittleren Plätze. Antonio hatte bereits einen der beiden Sitze am Gang belegt. Suchend sah Britta sich um. Im Abteil war nur noch ein einziger Sitz frei, aber darauf stand bereits Mark-Philipps ausgefranster Armeerucksack.

„Und ich?“, fragte sie mit dünner Stimme, als niemand auf die Idee kam, ihr zu helfen. Babette fackelte nicht lange. Schob Mark-Philipps Rucksack kurzerhand ins Gepäcknetz und verbeugte sich mit einem handwedelnden Diener: „Bittschön, die Dame.“

„Aber ich kann doch nicht einfach Mark-Philipp den Platz wegnehmen", zögerte Britta. Janine zuckte ungerührt die Schultern: „Aufgestanden, Platz vergangen."

Der Zug setzte sich stotternd in Bewegung, deshalb gab Britta nach. Wer weiß, wo sich Mark-Philipp herumtrieb. Vielleicht hatte er ja längst in einem anderen Abteil ein gemütliches Plätzchen gefunden. Vielleicht bei der süßen Linda Marie?

Gummibärchen wurden ausgepackt und herumgereicht. Danach Mini-Berliner und Sahnebonbons.

„Nein danke", sagte Britta jedes Mal, sobald ihr eine Tüte oder eine Schachtel vor die Nase gehalten wurde. „Danke, ich habe gut gefrühstückt." Dabei hatte sie bloß ein halbes Brötchen ohne Butter gegessen.

Plötzlich wurde mit einem Ruck die Tür aufgerissen. Das rauschende Rollen der Räder drang nun viel lauter an ihre Ohren.

„He, was ist das denn?", beschwerte sich Mark-Philipp, aber seine Entrüstung klang lahm. „Den Platz hatte ich doch reserviert."

Britta wollte schon aufspringen, aber Babette drückte sie zurück ins ausgeleierte Polster.

„Gebunkert wird nicht", erklärte sie streng und sah Mark-Philipp herausfordernd an. Ihre faszinierenden grünen Augen blitzten kampflustig. „Wer zuerst kommt, sitzt zuerst."

„Kannst dich ja auf Florians Füße setzen", schlug Toni apathisch vor. „Der braucht schließlich keine Extrawurst. Was, Mütze?"

Aber nachdem Mark-Philipp prüfend unter Florians heruntergeklappte Baseballkappe gespäht hatte, zeigte er resigniert mit dem Daumen nach unten: „Der pennt ja."

Da ergriff Janine die Gelegenheit.

„Ich kann mich ja bei Toni auf den Schoß setzen", meinte sie kess.

Toni tat entsetzt. Aber sein nervöses Räuspern und Husten verriet, dass er der Sache nicht abgeneigt war.

Wenig später saß Janine auf Tonis kräftigen Mountainbiker-Oberschenkeln und fütterte ihn mit sauren Pommes.

Neidisch betrachtete Britta das flirtende Paar. Sie stellte sich vor, wie es wäre, bei Mark-Philipp auf dem Schoß zu sitzen. Aber diesen Wunschtraum konnte sie gleich in tausend Teile zerschnipseln und aus dem Fenster werfen. Niemals würde sie ihren ausladenden, breiten Hintern auf irgendjemandes Bein absetzen. Ihre fetten, wabbeligen Pobacken würden zu beiden Seiten wulstig herunterhängen. Ihr Gewicht würde in Mark-Philipps Adern das ganze Blut abdrücken.

Als Birnenarsch hatte Benny einmal vor nicht allzu langer Zeit ihren Hintern bezeichnet und eine vielsagende Zeichnung von ihrem birnenförmigen Allerwertesten in seine Kladde gekritzelt.

Wenn ihr Hintern wenigstens birnenförmig gewesen wäre! Aber als sie am gleichen Abend mit einem Taschenspiegel versucht hatte, ihren Po zu begutachten, hatte sie beim besten Willen keine Birnenform entdecken können. Sie sah nur: eine unförmige, breite Masse, weiß und quabbelig, die bei jedem Schritt unkontrolliert hin und her wackelte.

Niemals im Leben, dachte Britta angeekelt, werde ich

mich mit diesem Wabbelarsch auf irgendjemandes Bein setzen.

***

Gegen Mittag überquerten sie die französische Grenze. Mit jedem Kilometer, dem sie ihrem Reiseziel näher kamen, wurden die Schüler gesprächiger, stellten Herrn Frinsen aufgeregte Fragen: „Was heißt noch mal Badeanzug auf Französisch?"

„Und wie sagt man: Ich habe keinen Bock?"

Auch Britta wollte noch ein paar lebenswichtige Redewendungen wissen: „Was heißt Ballettaufführung auf Französisch? Und wie sagt man: Mein Bruder ist begeisterter Eishockeyfan?"

Herr Frinsen übersetzte bereitwillig. Plötzlich lachte er verwundert auf.

„Mensch, Britta, die Reise scheint dir gut zu tun. Du taust ja richtig auf. So viel wie gerade eben habe ich dich das ganze letzte Jahr nicht reden hören."

Britta wurde rot und schwieg betreten. Was Pilotenschein auf Französisch hieß, traute sie sich nun nicht mehr zu fragen.

***

Die Sauvegrains wohnten eng. Britta musste ihr Zimmer mit den beiden älteren Schwestern teilen. Die kleine Sara zog solange ins Elternschlafzimmer. Glücklicherweise lebte der Neufundländer Léon in einem Zwinger im Garten. Der Fernseher lief die ganze Zeit. Monsieur und Madame Sauvegrain sprachen beide kein Deutsch. Monsieur konnte ein paar Brocken Englisch: „Nice to meet you."

Das Abendessen fand im Wohnzimmer statt. Das Fernsehen zeigte eine Quizshow.

„Non, merci", sagte Britta höflich, als Madame Sauvegrain ihr ein kinderfaustgroßes Gänseei anbot, das sie mit dünnen, viereckigen Brotstäbchen auslöffeln sollte. Sie nahm nur ein paar Radieschen – ohne Butter: „Danke, aber ich habe auf der Fahrt schon so viel gegessen. – J'ai mangé beaucoup pendant le voyage."

***

Nach dem Abendessen durfte Britta zu Hause anrufen.

„Ich bin gut angekommen", beruhigte sie Mama, die sofort den Hörer abgenommen hatte. Aber das schien Mama gar nicht zu interessieren: „Mach bloß keinen Ärger, hörst du? Tu alles, was dir gesagt wird. Und vor allem: iss alles, was man dir vorsetzt. Probier es wenigstens mal."

Britta bekam Heimweh. Sie konnte Mama deutlich am Esszimmertisch sitzen sehen, im warmen, matten Licht der kelchförmigen Hängelampe, neben der altmodischen Erbvase von Oma Nita mit den nicht mehr ganz frischen Blumen. Noch viel länger wollte sie die vertraute Stimme hören, die vertraute Atmosphäre durch die Telefonleitung fließen lassen, das vertraute Leben, in dem sie sich auskannte, aufsaugen, um Kraft zu schöpfen für die nächsten neun Tage. Gerne hätte sie noch mal Papsens Stimme gehört. Sogar über Bennys blöde Sprüche hätte sie sich jetzt gefreut. Aber Mama sagte nur: „Lass uns Schluss machen. Das Gespräch wird zu teuer."

***

Im Badezimmer stand eine Waage. Keine moderne gläserne Digitalwaage wie bei ihnen zu Hause. Sondern eine einfache, altmodische, mechanische Personenwaage mit Zeiger und verfilzter Frotteetrittfläche. Als sich Britta vor dem Schlafengehen auf die Waage stellte, war sie sich sicher, dass sie keine böse Überraschung erleben würde. Am Morgen nach dem Aufstehen hatte sie 59,7 Kilo gewogen. Und während des Tages hatte sie nur wenig gegessen. Ihr Magen fühlte sich beruhigend leer an. Vielleicht würde der Zeiger genau in der Mitte zwischen 59 und 60 stehen bleiben, vielleicht sogar ein bisschen mehr zur 59 tendieren. Britta war sich sicher, dass sie heute abgenommen hatte.

Als der Zeiger endlich zum Stillstand kam, neigte er sich wirklich mehr zum linken Trennstrich als zum rechten. Aber über dieser Markierung stand nicht 59, sondern 60. Über 60 Kilo! Schätzungsweise 60,3. Vielleicht sogar 60,4! Wie konnte das sein? Britta geriet in Panik. Zog ihren Schlafanzug aus, schüttelte die Waage für den Fall, dass sich etwas verklemmt hatte. Kontrollierte die Startposition des Zeigers, ob er auch wirklich null anzeigte oder schon ein bisschen mehr, ein paar entscheidende hundert Gramm mehr. Stellte sich wieder auf die verfilzte Trittfläche, ganz vorsichtig, um die Waage durch übertriebene Pendelbewegungen des Zeigers nicht wieder zu einem falschen Wert zu verleiten. Zog auch Socken, Unterhose und BH aus, als die Waage auf ihrem unerträglich hohen Wert beharrte. Doch auch das nützte nichts. Die Waage ließ sich nicht täuschen.

Aber wie konnte das sein? Sie hatte am Morgen bloß ein halbes Brötchen ohne Butter gegessen. Dazu ein Glas Orangensaft, wegen der Vitamine, weil Mama sonst Ärger gemacht hätte. Von ihrem Reiseproviant hatte Britta nur den Apfel und die Banane angerührt. Die belegten Salami- und Käsebrote hatte sie an Florian, Toni und Mark-Philipp verteilt, aus Angst, dass sie gleich nach ihrer Ankunft in der Gastfamilie noch ein spätes Mittagessen serviert bekommen würde. Aber die Sauvegrains hatten nur höflich gefragt: „Est-ce que tu as faim?"

Daraufhin hatte Britta energisch den Kopf geschüttelt und versucht, ganz satt auszusehen.

Am Nachmittag hatte ihr die kleine Sara einen Mini-Schokoriegel angeboten, den sie nicht gut ablehnen konnte. Der auch viel zu lecker aussah. Ihr Magen japste schon ungeduldig. Danach hatte sie ein furchtbar schlechtes Gewissen bekommen und sich für eine Viertelstunde im Klo eingeschlossen, um ein paar Gymnastikübungen zu machen. Um ein wenig auf der Stelle zu joggen. Auf keinen Fall durfte es sich der Schokoriegel in ihrem Magen bequem machen. Auf keinen Fall durfte er gemächlich verdaut werden. So schnell wie möglich musste die Schokolade in Energie umgewandelt werden, in Kraft, die sie für die anstrengenden Gymnastikübungen benötigte. Aber anscheinend war es schon zu spät gewesen. Selbst das spärliche Abendessen hatte sie nicht retten können. Britta war zum Heulen zumute. 60,3. Vielleicht sogar 60,4! Wütend auf sich selber, wütend auf ihren ungehorsamen Körper begann sie wieder auf der Stelle zu joggen. Ganz leise, damit die Sauvegrains nicht misstrauisch wurden. Ab und zu ließ sie den Wasserhahn laufen, weil sie denken sollten, sie sei mit ihrer Abendtoilette noch nicht fertig. Im Laufen zog sie erst die Knie so hoch es ging zur Brust, dann schlug sie mit den Fersen gegen ihren Po, gegen ihren fetten Wabbelarsch. Immer abwechselnd, je achtmal, dann viermal, dann zweimal, dann, zum Schluss, immer im Wechsel: Ferse, Knie, Ferse, Knie, Ferse, Knie. Das strengte wunderbar an, das *musste* überflüssige Kalorien verbrennen.

Britta wusste, dass die Mädchen auch alle noch ins Bad wollten, dass sie sich alle noch die Zähne putzen mussten, bevor sie ins Bett gehen konnten. Nur noch ein paar Minuten, entschied sie, während sie mit Horror an den nächsten Tag dachte, an dem sie sicher ein üppiges Frühstück aufgetischt bekommen würde, ein reichhaltiges Mittagessen, ein nahrhaftes Abendbrot. O, mein Gott, sie würde dicker werden als je zuvor. Wahrscheinlich würde sie 61 Kilo wiegen, wenn sie nach Hause kam. 61! – Eine unerträgliche, gruselige Zahl. Zwischendurch, als ihr bereits die Schweißperlen auf die Stirn traten, klammerte sie sich an den hoffnungsvollen Gedanken, dass die einfache, mechanische Zeigerwaage der Sauvegrains nur einen ungefähren Wert anzeigen konnte. Eine Tendenz. War eine Digitalwaage nicht viel genauer? Aber die Waage, die ihr Gewicht genau kannte, die immer absolut ehrlich zu ihr war, stand 500 Kilometer weit entfernt im Badezimmer ihrer Eltern. Neun Tage musste sie nun ohne ihre Hilfe auskommen. Neun Tage, in denen sie versuchen musste, ihr Gewicht auf andere Weise unter Kontrolle zu halten, wenn möglich noch ein paar entscheidende Gramm abzunehmen. Denn keinen Tag länger, schwor sie sich verbittert, wollte sie 60 Kilo wiegen. Schon gar nicht 60,3. Oder 60,4. Weder auf der Digitalwaage zu Hause noch auf der schlecht geeichten Billigwaage in Othis. Niemals mehr. Auf keiner noch so falsch gehenden Waage dieser Welt.

***

Am Samstag fuhr Monsieur Sauvegrain mit Isabelle und Britta nach Paris. Babette und ihre Austauschpartnerin Fabienne wurden auch mitgenommen. Sie besuchten das Musée Grevin, ein Wachsfigurenkabinett, und bummelten anschließend ein bisschen durch die Innenstadt. Auf dem Rückweg zum Auto lud Monsieur Sauvegrain alle zu einem Eis ein. Britta suchte sich das kleinste aus, leckte immer nur so viel davon ab, dass es nicht auf ihre Hand tropfte. Tat so beschäftigt mit dem Eis, dass hoffentlich niemandem auffiel, wie wenig sie davon aß. In einem günstigen Moment, als alle vom lauten Martinshorn eines Rettungswagens abgelenkt waren, schmiss sie das Eis in den Mülleimer.

***

Am Sonntag war in Othis kleine Kirmes. Eigentlich gab es nur zwei Fressbuden, einen Schießstand, ein Kinderkarussell und einen Autoskooter, der von den Jugendlichen der Vorstadt belagert war. Beim Autoskooter trafen Britta und Isabelle auf Thierry. Thierry war der Austauschfranzose von Mark-Philipp und noch kleiner als Isabelle, aber er kompensierte die mangelnde Körpergröße durch sein Temperament und seine gute Laune.

„Où est Mark-Philippe?", wollte Isabelle von Thierry wissen. Der zeigte zu den Autoskootern.

„Brumm, brumm, puff, peng, alles kaputt", erklärte er Britta und untermalte seine Erklärung mit entsprechenden Gesten. Britta musste lachen. Thierry war süß. Für einen Moment dachte sie übermütig, dass sie sich durchaus in Thierry verlieben könnte. Wenn er nicht so furchtbar klein gewesen wäre. Und wenn sie nicht schon in Mark-Philipp verliebt gewesen wäre.

Mark-Philipp schien ihre Gedanken gelesen zu haben. Nachdem seine Autoskooterfahrt beendet war, trat er ganz dicht an sie heran. Sie konnte seinen warmen Atem an ihrem kalten Ohr spüren.

„Der spinnt", meinte Mark-Philipp, als Thierry wieder mit seinem „Brumm, brumm, peng, puff, kaputt" anfing.

„Ich find ihn lustig", wagte Britta dagegenzuhalten.

„Lustig?" Mark-Philipp lachte trocken auf. „Wenn du den bekloppten Typen den ganzen Tag ertragen müsstest, würdest du ihn nicht mehr lustig finden. Der nervt total."

Thierry blickte aufmerksam von Mark-Philipp zu Britta und wieder zurück. Britta hatte keine Ahnung, ob Thierry seinen Gast verstanden hatte. Oder ob er nur seine Mimik zu deuten wusste. Jedenfalls verdrehte er die Augen, zappelte und hüpfte wild auf der Stelle und imitierte schließlich hinter Mark-Philipps Rücken dessen langes, gequältes Gesicht. Britta musste wieder lachen. Das gefiel Mark-Philipp überhaupt nicht.

„Ich sag dir, der ist nicht normal."

„Quoi?", wollte Thierry wissen und hob unschuldig die Hände.

„Du bist – hier", blaffte Mark-Philipp den kleinen Franzosen an und zeigte ihm den Vogel. „Völlig durchgeknallt. Absolut krank in der Birne."

„Birnä?", wiederholte Thierry und kratzte sich verständnislos am Kopf.

„Mal à la tête", übersetzte Mark-Philipp aufs Geratewohl. Britta und Isabelle prusteten gleichzeitig los. Das schien Mark-Philipp wieder milder zu stimmen.

„Wollen wir eine Runde Autoskooter fahren?" Abwartend sah er Britta an. Brittas Herz fing an zu rasen.

„Warum nicht?", gab sie so gleichgültig wie möglich zurück. „Ich hab allerdings nicht so viel Übung."

Genauer gesagt hatte sie überhaupt keine Übung. Soweit sie sich erinnern konnte, war sie erst ein einziges Mal in ihrem Leben Autoskooter gefahren. Und damals war sie höchstens sechs Jahre alt gewesen und hatte zusammen mit ihrem Paps in dem kleinen, engen Wagen gesessen.

„Es ist nicht schwer", beruhigte sie Mark-Philipp. „Hier, ich lad dich ein."

Überrascht nahm Britta den glänzenden Chip aus Mark-Philipps schöner, gefühlvoller Hand. Für den Bruchteil einer Sekunde berührten sich ihre Finger. Britta konnte gar nicht mehr klar denken.

„Danke", hauchte sie und ließ sich von Mark-Philipp zu den Autoskootern schieben. Seine Hand spürte sie noch Minuten später auf ihrem Rücken.

„Er mag mich", dachte Britta aufgeregt. Hätte er sie sonst zu einer Autoskooterfahrt eingeladen?

Zuerst hatte Britta Mühe, ihren Wagen in Fahrt zu bringen, aber allmählich wurde sie mutiger. Versuchte Mark-Philipps Skooter, der sie hartnäckig verfolgte, nicht mehr wie ein gescheuchtes Huhn auszuweichen, sondern ging auf Kollisionskurs. Sodass Mark-Philipp plötzlich der Gejagte war. Einmal prallten sie schreiend gegeneinander und Mark-Philipp lachte sein ansteckendes heiseres Lachen. Brittas Herz wurde ganz warm und groß.

„Er mag mich", dachte sie wieder, als er ihr nach einer Weile noch eine gemeinsame Fahrt im selben Skooter anbot, weil alle anderen Wagen besetzt waren. Zusammen jagten sie Isabelle und Thierry.

Aber als sie sich schließlich atemlos an den Rand der Fahrfläche setzten und Britta gespannt auf die Fortsetzung seiner Annäherungsversuche wartete, zog Mark-Philipp plötzlich sein Handy aus der Jackentasche und wählte Katharinas Nummer.

„Ich sag dir, ich zähl die Tage, bis ich wieder zu Hause bin. Es ist absolut öde hier."

Öde? Hatten sie nicht gerade eben noch ganz viel Spaß gehabt? Hatte Mark-Philipp nicht gerade eben noch aus voller Kehle gelacht? Britta verstand die Welt nicht mehr. Ganz schnell fuhr sie wieder ihre Stacheln aus. Dabei hatte sie es sich schon so schön romantisch ausgemalt: Mark-Philipp, der ihr am Schießstand eine kleine gelbe Plastikrose schoss. Der die Rose umständlich am Knopfloch ihrer Winterjacke befestigte, sodass seine weich aussehende Stirnlocke kitzelnd ihr Gesicht berührte. Der sie an der Fressbude von seiner appetitlichen Bratwurst abbeißen ließ. Für Mark-Philipp hätte sie sogar eine ganze Bratwurst allein aufgegessen.

***

Am Montag bekam Britta ihre Periode. Obwohl die letzte gerade mal zwei Wochen her war. Deshalb hatte sie auch nur zwei Notfalltampons mitgenommen.

Am Nachmittag nach der Schule kaufte sie im kleinen Supermarkt an der Hauptstraße Tampons. Und Schokolade. Als eiserne Reserve. Falls ihr das Essen mal überhaupt nicht schmeckte. Zu Hause hatte sie auch immer einen kleinen Vorrat an Süßigkeiten in ihrem Zimmer versteckt.

Als Britta mit Isabelle gegen sieben Uhr nach Hause zurückkehrte, fanden sie einen verärgerten Monsieur Sauvegrain vor, der mit aufgekrempelten Ärmeln und einer Reinigungsfeder im Klo rumstocherte. Erschreckt dachte Britta an den Tampon, den sie am Morgen ahnungslos ins Klo geschmissen hatte, da nirgendwo im Bad ein Abfalleimer zu entdecken gewesen war.

„Britta“, fragte ihr Gastvater dann auch prompt beim Abendessen. „Did you throw something into the toilet?“

„No“, antwortete Britta, ohne zu zögern, und spürte, wie sich ihr Gesicht in eine rot glühende Bombe verwandelte.

***

Am Dienstag machte die deutsche Klasse einen Tagesausflug nach Versailles. Die französischen Schüler mussten wie gewohnt zur Schule gehen. Britta bestaunte das weitläufige Schloss von Ludwig XIV. Die prunkvollen Schlafzimmer des Königs und der Königin, den riesigen Park. Am meisten beeindruckte sie der 73 Meter lange Spiegelsaal, der vor Spiegeln und Goldornamenten und gläsernen Kronleuchtern nur so glitzerte, dass es fast schon in den Augen weh tat. In einem verträumten Moment sah sich Britta in weiß seidenen Spitzenschuhen und mehrlagigem, zartweißem Tüllkleid durch den Saal tanzen, bewundert, bestaunt von einem begeistert applaudierenden Publikum.

Britta glaubte nicht, dass sich Mark-Philipp irgendwas aus Ballett machte. Dass er sich von einer der alljährlichen Weihnachtsaufführungen ihrer Ballettschule beeindruckt zeigen würde. Auch nicht von ihrem wunderbaren Solostück, einem schwingenden, schwebenden Walzer von Johann Strauß, den sie dieses Jahr zum ersten Mal vortanzen durfte. Britta glaubte eher, dass Mark-Philipp ihr leidenschaftliches Hobby als kindisch abtun würde, wenn sie ihm davon erzählte. Als typisches Klein-Mädchen-Hobby. Als Befriedigung unerfüllter Bedürfnisse. So wie das ewige Lästermaul Benny: „Mädchen stehen entweder auf Pferde oder aufs Ballett. Und weißt du auch wieso? Weil Pferde niemals fremdgehen und auch keine Widerworte geben können wie echte Kerle. Und weil sich die dicken, kleinen Mädchen beim Tanzen endlich mal wie zarte, duftige Feenwesen fühlen dürfen, während sie im normalen Leben mit fetten Elefantenschenkeln durch die Gegend stampfen."

Britta wusste, dass sie von Natur aus kein Elfchen war. Das hatte ihr Oma Grit schließlich oft genug zu verstehen gegeben: „Da kannst du nichts machen, du hast halt den kräftigen Knochenbau deines Vaters geerbt." Trotzdem klammerte sie sich an die aufmüpfige Hoffnung, dass sie genug Talent besaß, um ihre körperlichen Defizite auszugleichen. Hätte sie dieses Jahr sonst einen Solotanz übernehmen dürfen?

Auf der Rückfahrt im Bus setzte sich Herr Frinsen zu den Freundinnen. Britta kam gut mit ihrem Französischlehrer aus. Sie mochte die Sprache – die Sprache des Balletts! – und kam im Unterricht mühelos mit.

„Sprachen", sagte Paps immer, „sind der Schlüssel zur Welt."

Trotz ihrer Schüchternheit schien Herr Frinsen ihre Fähigkeiten erkannt zu haben, denn er munterte sie mit gelegentlichem Lob immer wieder auf.

„Na, Britta", sagte er jetzt, gut gelaunt wie immer. Wie immer ging sein Atem schnell und laut. „Von dir hört man ja so wenig. Wie gefällt es dir denn in Frankreich?"

„Gut", antwortete Britta erwartungsgemäß. Sie versuchte, sorglos und zufrieden zu klingen. Herr Frinsen schien ihr das nicht so ganz abzunehmen.

„Hast du Heimweh?", wollte er wissen. Britta schüttelte nachdrücklich den Kopf.

„Wieso meinen Sie?", fragte sie vorsichtig zurück. Irgendetwas in Herrn Frinsens Blick ließ sie plötzlich wachsam werden.

„Ich hatte heute früh einen Anruf von deinem Gastvater, Monsieur Sauvegrain", erklärte Herr Frinsen. „Er erzählte, dass er sich um dich Sorgen mache, weil du nicht genug essen würdest."

Britta fiel aus allen Wolken.

„Nicht genug essen?", rief sie ungläubig. Hatte sie nicht erst gestern Abend die halbe Portion des eklig fettigen Auberginenauflaufs hinuntergewürgt? Nur um ihre Gasteltern zufrieden zu stellen. Nur um deren Gefühle nicht zu verletzen. Nur deshalb hatte sie dann die ganze Nacht kaum schlafen können. Weil ihr die öligen Auberginenscheiben so schwer im Magen lagen. Nur deshalb hatte sie sich schließlich gegen zwei Uhr, als alle schliefen, ins Bad geschlichen und war zwanzig Minuten auf der Stelle gejoggt, um ihre träge Verdauung anzuregen. Zu Hause aß sie spätabends nie so schweres, kalorienreiches Essen.

„Nicht genug essen?“, stieß sie noch mal entrüstet aus. „Vielleicht nach französischen Maßstäben.“

Sie war enttäuscht. Fühlte sich verraten. Von Isabelles Vater hintergangen. Wie konnte er es wagen, hinter ihrem Rücken ihren Lehrer anzurufen und sie, ohne dass sie sich wehren konnte, völlig grundlos anzuschwärzen? Dadurch bekam seine Besorgnis nur noch mehr Gewicht.

„Schmeckt dir die französische Küche nicht?“, hakte Herr Frinsen noch mal nach. Jetzt wurde es Britta zu bunt.

„Also, jetzt reicht's!“, explodierte sie. „Ich esse hier mehr als zu Hause. Monsieur Sauvegrain soll sich besser um seine eigenen Angelegenheiten kümmern.“

In diesem Moment überkam sie das Heimweh, das sie seit dem Telefongespräch am ersten Abend so erfolgreich hatte wegsperren können. Voller Sehnsucht dachte sie an ihre Eltern, die ihr nie etwas aufzwangen, was sie nicht mochte. Die akzeptierten, wenn sie abends nur eine Scheibe Brot essen wollte. Die respektierten, dass sie ihre Klamotten lieber selber aussuchen ging. Die ihr glaubten, wenn sie behauptete, genug für die nächste Mathearbeit oder den Erdkundetest geübt zu haben. Fünf Tage noch. Fünf unvorstellbar lange Tage. Plötzlich fiel Britta ein, dass sie normalerweise um diese Zeit im vertrauten Ballettsaal von Herrn Kubajka stand und mit den anderen vertrauten Mädchen den vertrauten Geruch von Schweiß und Zuckerpulver einatmete. Da konnte sie ihre Tränen nicht länger zurückhalten und fing vor lauter Erschöpfung an zu weinen.

***

Am Mittwoch war schulfrei. Nur ein paar Stunden Sport standen auf dem Programm. Britta begleitete Isabelle in die große Sporthalle. Ehrgeizig hüpfte sie mit den französischen Schülerinnen über den hohen Bock, schwang sich mit einem gekonnten Felgaufschwung auf den Stufenbarren, wirbelte mit einem schnellen Flickflack über die blauen Matten. Auf dem Schwebebalken gelang ihr sogar ein Spagat. Alle waren beeindruckt. Zum ersten Mal seit langer Zeit fühlte sich Britta wieder glücklich. Schade, dass Mark-Philipp nicht da war. Dass er nicht sehen konnte, was sie so alles mit Elefantenschenkeln und Birnenarsch zustande brachte.

***

Am Donnerstag war noch mal ein Ausflug nach Paris geplant. Diesmal durften die Franzosen mitkommen. Sie besichtigten die Ausgrabungen von Notre-Dame, unternahmen eine Rundfahrt auf der Seine mit dem Bateau Mouche, aßen ihre Butterbrote vor Sacré-Cœur und stiegen am Nachmittag auf den Eiffelturm. Es war kalt und grau und es nieselte. Die Spitze des Turms lag fast völlig im Nebel.

„Tant pis", jammerte Herr Frinsen. „Da werden wir heute aber keine schöne Aussicht genießen können."

Im Aufzug stand Britta gleich neben Mark-Philipp und Thierry. Als sich im letzten Moment noch ein paar laut kreischende Amerikanerinnen in die enge Kabine quetschten, wurde sie durch die allgemeine Bewegung erst gegen Mark-Philipp, dann – im verzweifelten Versuch auszuweichen – gegen Thierry gedrückt.

„Pardon“, nuschelte sie. Thierry warf ihr eine entzückte Kusshand zu. Britta schaute verlegen aus dem Fenster.

Herr Frinsen hatte Recht. Der Nebel ließ sie nicht weit blicken. Aber zum Glück gab es rundherum Fotos, die die einzelnen Bauwerke benannten und ihnen zeigten, was sie bei klarem Wetter alles hätten sehen können.

Plötzlich war Thierry wieder neben ihr.

„Erzilein“, sang er, „du musst nischt traurig sein. Du bist nun nischt mehr allein und schuld ist doch nur derr Wein …“

Britta musste lachen. Auch Isabelle konnte nicht mehr ernst bleiben.

„Isabelle, du lachst wie eine Ente“, stellte Babette belustigt fest. Isabelle sah sie verständnislos an. Janine zückte ihr Wörterbuch.

„Tu ris … comme un canard“, übersetzte Janine holprig.

„Moi?“, fragte Isabelle. „Comme un canard? Wie eine Ente?“

Babette und Janine nickten eifrig. Isabelle fing wieder tief und kehlig an zu quaken. Thierry lief schnatternd und flügelschlagend hin und her.

„Spinner“, spottete Mark-Philipp und tippte sich erneut an die Stirn. Britta entfuhr ein vergnügtes Glucksen.

Im Aufzug nach unten stand Britta wieder in der Nähe von Mark-Philipp. Eine Weile lauschte sie beeindruckt der zungenbrecherischen Unterhaltung von Thierry und Isabelle. Einmal fing sie Mark-Philipps stirnrunzelnden Blick auf. Britta grinste. Aber Mark-Philipp verzog keine Miene. Brittas Augen flüchteten zum Fenster.

„Du hast übrigens ein schönes Lachen", hörte sie Mark-Philipp plötzlich sagen. Überrascht schaute sie sich um. Aber es war kein anderer um sie herum, den er hätte meinen können. Nur vier junge Italiener und ein paar ältere Leute, deren Sprache sich wie Russisch anhörte.

„Danke", antwortete Britta geschmeichelt und sah verlegen in den Nebel hinaus.

Den Rest der Aufzugsfahrt verbrachte Britta im Ausnahmezustand. Ihr Blut raste wie auf einer Achterbahn durch den ganzen Körper, ihre Gehirnzellen schoben Sonderschichten. Keiner von ihnen sagte mehr ein Wort.

Unten angekommen stellte sich Mark-Philipp gleich neben Takeshi und begann ein Gespräch über Fußball. Britta blieb ratlos stehen. Isabelle und Thierry liefen schnurstracks zu einem Kiosk, und Babette und Janine und die anderen Mädchen, mit denen sie eine unverbindliche Kameradschaft verband, waren alle noch irgendwo über ihr auf dem imposanten, 320 Meter hohen Turm. Um nicht blöd rumzustehen, trat Britta in eine Telefonzelle. Holte ein paar Münzen heraus und steckte sie in den Schlitz. Wählte die Nummer ihrer Eltern. Wartete. Wartete. Endlich meldete sich Papsens korrekte, überdeutliche Stimme vom Anrufbeantworter: „Guten Tag. Hier ist der Anschluss der Familie Winzer. Im Moment sind wir nicht erreichbar. Wenn Sie uns eine Nachricht hinterlassen möchten, sprechen Sie bitte nach dem Signalton. Danke."

„Hallo, hier ist Britta!", rief Britta betont fröhlich in den Hörer. „Ich stehe gerade unter dem Eiffelturm. Wir waren eben oben. Leider ist es ziemlich neblig, deshalb konnten wir nicht allzu viel von Paris erkennen. – Benny, wenn du da bist, geh doch mal dran! – Na, dann eben nicht. … Also, wir haben so viel erlebt, das kann ich euch gar nicht alles so schnell erzählen. Mein Geld ist auch gleich alle. Na ja, wir sehen uns ja in ein paar Tagen. Bis dahin. Tschüss."

Britta legte auf. Enttäuscht. Gerne hätte sie ein bisschen mit Mama geplaudert. Ein bisschen Normalität getankt. Geborgenheit, Vertrautheit. Gerne hätte sie sich jetzt sogar Mamas ständige Sorgen um Opa Jochens labile Gesundheit angehört. Oder den neuesten Klatsch aus der Nachbarschaft.

Aber Mama war nicht zu Hause.

Ihr fiel ein, dass sie donnerstagnachmittags immer ihren Volkshochschulkurs Italienisch besuchte. Und Benny saß wahrscheinlich völlig weggetreten vor seiner Playstation. Oder war bei seinem Freund Patrick. Oder saß zusammen mit seinem Freund Patrick völlig weggetreten vor der Playstation.

Und Paps?

War natürlich im Büro. Oder hatte er sich den Nachmittag freigenommen? Weil er noch vor Jahresende seine Überstunden abbauen musste? Vielleicht war er bereits auf dem Weg nach Hause. Vielleicht hatte er den Haustürschlüssel gerade in dem Moment ins Schloss gesteckt, als Britta ihre letzten Grüße gesprochen hatte.

Brittas Hand fuhr in die Jackentasche. Befühlte das längliche Ding mit den abgerundeten Ecken, das sie noch immer nicht weggeschmissen hatte. Vielleicht war Paps weder im Büro noch auf dem Weg nach Hause. Vielleicht war er ganz woanders. Vielleicht nutzte er die Gunst der Stunde, weil er wusste, dass Mamas Kopf gerade mit italienischen Vokabeln angefüllt war, die keinen Platz für plötzliche Zweifel ließen. Weil er wusste, dass sie deshalb nicht unverhofft im Büro anrufen konnte. Vielleicht lag er gerade in diesem Moment neben einer fremden Frau im Bett und küsste gierig ihre verschmierten orangeroten Lippen.

Langsam schlenderte Britta zu den anderen zurück. War ja sowieso egal, dachte sie hohl, während sie das trostlose Gefühl tiefer, schwarzer Einsamkeit abzuschütteln versuchte, das sie mit einem Mal hartnäckig umklammerte. Egal, dass niemand zu Hause war. Das, was ihr wirklich auf dem Herzen lastete, das, was tatsächlich ihre Seele bedrückte, konnte sie weder dem Anrufbeantworter noch Mama (und schon gar nicht dem Rest der Familie) erzählen.

***

Der nächste Nachmittag stand zur freien Verfügung. Eigentlich hatte Britta vorgehabt, endlich die Pariser Oper zu besichtigen. Jenes berühmte Opernhaus, in dem bereits Anna Pawlowa getanzt hatte und in der so viele berühmte Ballettstücke uraufgeführt worden waren. Aber im letzten Moment entschied sie sich dagegen, weil sie vom Busfenster aus Plakate gesehen hatte, die für eine Degas-Ausstellung im Musée d'Orsay warben.

„Kommt einer mit?“, wollte Britta ohne große Hoffnung von Janine und Babette wissen. Sie hatte sich schon gedacht, dass die beiden andere, spannendere Pläne hatten.

„Ich will lieber noch mal auf den Arc de Triomphe“, sagte Janine.

„Und ich möchte auf jeden Fall in den berühmten Galeries Lafayette ein bisschen Geld ausgeben“, sagte Babette. Ihre Augen leuchteten voller Vorfreude.

Also zog Britta alleine los.

In den Ausstellungsräumen des Musée d'Orsay war es unwahrscheinlich voll. Dichte Menschentrauben schoben sich von einem Exponat zum nächsten. Britta war überrascht. Sie hatte große, wandfüllende Gemälde erwartet. Stattdessen entdeckte sie überall nur kleine, unscheinbare Bilder. Geduldig reihte sich Britta in die schwerfällig schlurfende Menschenschlange ein. Ungeduldig wartete sie auf die Bilder, die sie von den Postkarten an ihrer Pinnwand her kannte und für die Degas vor allem berühmt war: Szenen aus der Pariser Oper mit probenden Balletttänzerinnen in duftigen Tutus und mit riesigen Schleifen am Rücken, auf der Bühne oder im Ballettsaal, die in ihr jedes Mal von neuem die Sehnsucht nach einer Karriere als Tänzerin weckten.

Nur langsam wälzte sich die Menschenmasse durch den Raum. Die Luft war abgestanden und stickig. Es war sehr warm. Das dämmrige, unnatürliche Kunstlicht wurde von der Decke zurück in den Saal geworfen und flimmerte Britta grobkörnig vor den Augen. Eine nackte Frau in der Badewanne war das Letzte, was Britta von der Ausstellung sah, dann sackte sie geräuschlos in sich zusammen.

Als Britta wieder zu sich kam, blickte sie in einen Kreis aus neugierigen Gesichtern, die sich besorgt zu ihr herunterbeugten. Viele französische Stimmen redeten freundlich, fürsorglich auf sie ein. Irgendjemand brachte ihr aufgeregt ein Glas Wasser.

„Ça va?“, fragte eine elegante ältere Dame. Britta nickte.

„Oui, ça va bien“, erwiderte sie so zuversichtlich wie möglich und versuchte aufzustehen. Ein wirbelnder Schwindel jagte durch ihren Kopf und ließ sie Halt an einem stämmigen Herrn suchen, der gerade in ihrer Nähe stand.

„Oh, là là“, sagte der rotgesichtige Besucher und drückte sie energisch auf einen Stuhl an der Wand. Die elegante ältere Dame blickte sie missbilligend an. Aber sie lächelte dabei. Fragte irgendetwas, das Britta nicht genau verstand. Irgendetwas mit „manger“. Wahrscheinlich wollte sie wissen, ob sie genug gegessen hatte.

„Oui, oui“, versicherte sie der hilfsbereiten Dame. Die ganze Sache war Britta furchtbar peinlich.

Die freundliche Dame schien zufrieden. Kramte suchend in ihrer Handtasche. Dadurch hatte Britta Gelegenheit, sie eingehender zu betrachten. Sie musste älter sein, als sie auf den ersten Blick gewirkt hatte. Ihre Haltung war kerzengerade, ihr Hals sehnig und ihre dünnen Beine waren säbelförmig durchgebogen wie die einer ehemaligen Balletttänzerin.

Britta stellte sich vor: Dass es sich bei der freundlichen Dame um eine ehemalige Primaballerina der Pariser Oper handelte, die jetzt dort als Chefchoreografin tätig war. Die Brittas verborgene Talente sofort erkannt hatte. Die ihren etwas zu lang geratenen Füßen mit einem einzigen fachkundigen Blick angesehen hatte, dass sie von klein auf an Ballettübungen gewöhnt waren. Die jetzt ihre Handtasche nach einer Visitenkarte durchstöberte, um sie Britta warmherzig lächelnd zu überreichen, mit der Aufforderung, sich recht bald bei ihr zu melden: „Vielleicht kann ich was für dich tun."

Tatsächlich zog die sehr schlanke, elegante Dame nun etwas aus der Tasche. Aber es war keine Visitenkarte, sondern ein Stück Schokolade. Ehe Britta begreifen konnte, was das bedeuten mochte, hatte ihr die Dame das Stück schon in den Mund geschoben. Langsam, aber unaufhaltsam zerschmolz die Schokolade zu einer süßen, warmen, verführerischen Creme, die all ihre Warnsirenen außer Betrieb setzte. Die Dame nickte ihr aufmunternd zu und strich ihr beruhigend über den Arm. Die fremde Dame traf keine Schuld. Sie konnte ja nicht wissen, dass sich Britta vorgenommen hatte, bis zu ihrer Rückkehr nach Deutschland keine Süßigkeiten mehr zu essen.

Aber das hier, rechtfertigte sich Britta, während die Schokolade zielstrebig ihre Speiseröhre hinunterrutschte und ihre Zunge am Gaumen sehnsüchtig dem himmlischen Geschmack nachspürte, das hier war schließlich ein Notfall. Und wenn eine dünne Exballerina ein Stück Schokolade in der Tasche hatte, war das sicher auch für sie erlaubt.

Irgendwann erhob sich die Dame. Sah ihr noch einmal kritisch in die Augen, nuschelte etwas von jungen Mädchen, die so unvernünftig seien und oft nicht genug äßen, und verabschiedete sich: „Fais attention, eh?"

Britta nickte artig.

„Merci“, rief sie ihr leise hinterher, dann war sie mit ihren widersprüchlichen Gefühlen allein.

Was sollte das heißen: nicht genug gegessen? Ein großes Stück Baguette mit einer großen Schüssel Café au lait hatte sie am Morgen gefrühstückt. Gut, das Mittagessen – ein reich belegtes Sandwich mit Käse, Schinken und Ei – hatte sie bis jetzt nicht angerührt. Aber sie war bislang auch noch nicht hungrig gewesen. Nicht hungrig genug! Noch nicht ein einziges Mal hatte ihr Magen heute geknurrt. Wie konnte sie da Hunger haben?

„Erst wenn der Magen knurrt, beginnt der Körper Fett zu verbrennen.“ Das hatte Lena aus der Parallelklasse neulich in der Umkleidekabine behauptet und dann damit angegeben, dass sie seit 24 Stunden außer ein paar Himbeerbonbons noch nichts gegessen hätte. Das mochte stimmen, hatte Britta während der ganzen Sportstunde überlegt und beunruhigt festgestellt, dass sie so gut wie nie Magenknurren hatte. Sie aß immer, wenn sie was vorgesetzt bekam, also morgens, mittags und abends. Und zwischendurch meist auch noch was. Das war eindeutig zu viel, hatte Britta entschieden und sich maßlos geärgert. Lena hatte Recht. Sie gab ihrem Magen ja noch nicht einmal die Chance, Magenknurren zu entwickeln.

***

Britta joggte den ganzen Weg zurück zum Treffpunkt. Nur an den Ampeln musste sie notgedrungen anhalten. Sie war stinksauer. Wegen diesem blöden Stück Schokolade konnte sie nun kein Magenknurren mehr bekommen. Dabei war sie kurz davor gewesen. Ihr Magen hatte sich bereits wunderbar hohl und unruhig angefühlt. Die Vorfreude auf das nächste Essen hatte sie in eine eigenartig euphorische Stimmung versetzt. Tapfer hatte sie versucht, den feierlichen Moment des ersten Bissens immer noch ein wenig weiter hinauszuzögern. Aber dann hatte ihr der Kreislaufzusammenbruch einen Strich durch die Rechnung gemacht. Britta hielt an, um einen Schluck Wasser zu trinken. Noch einen Schwächeanfall konnte sie sich beim besten Willen nicht leisten. Wie sollte sie sonst dieses elende Stück Schokolade wieder loswerden? Der sahnig-süße Geschmack spielte noch immer mit ihrer Zunge.

Auf einmal überkam sie wilde Wut auf diese fremde Frau. Was bildete die sich eigentlich ein? Stopfte ihr ohne zu fragen eine Kalorienbombe in den Mund. Plötzlich kam sie ihr gar nicht mehr nett und hilfsbereit vor, sondern aufdringlich und berechnend. Wahrscheinlich konnte sie es nicht ertragen, dass andere Leute jünger waren als sie. Junge Leute, die nun auch noch so dünn werden wollten wie sie. Die dann nicht nur dünn, sondern dünn *und* jung waren. Wahrscheinlich war das ihr letzter Triumph in dieser Welt: „Ich bin nicht mehr jung, ich bin nicht mehr schön, aber ich bin tausendmal dünner als ihr."

Diesen Triumph wollte Britta der unverschämten, egoistischen Frau aber nicht gönnen. Wie viele Kalorien hatte ein Stück Schokolade? Oder waren es gar zwei gewesen? In Gedanken teilte sie die 550 Kalorien einer Tafel Schokolade durch 24, nahm die Zahl sicherheitshalber mal zwei: knapp 46 Kalorien. Das war nicht übermäßig viel, aber eindeutig zu viel für eine Mahlzeit, die sie gar nicht hatte haben wollen. Sicherheitshalber warf sie ihr Sandwich in den nächsten Mülleimer, um gar nicht erst in Versuchung zu geraten. Sicherheitshalber machte sie einen großen Umweg durch einen kleinen Park.

Britta wusste nicht, wie lange sie auf der Stelle joggen musste, um 46 Kalorien zu verbrennen. Sie wusste auch nicht, ob sie beim Joggen durch die Stadt, über wurzelige Gehwege, unebene Bürgersteige, mehr Kalorien verbrauchte oder weniger als beim Laufen auf der Stelle. Eines aber wusste sie genau: Solange die zähe, klebrige Schokoladenmasse ihren hilflosen Magen verstopfte, solange sie das massive Stück Schokolade wie einen Wackerstein am Grunde ihres Magens liegen spürte, so lange würde sie nicht aufhören zu laufen.

***

Am Samstagabend veranstalteten die Franzosen für ihre deutschen Gäste eine Abschiedsfete. Eine Boum. Britta war aufgeregt. Was sollte sie anziehen? Viele saubere Sachen hatte sie ohnehin nicht mehr im Koffer. Schließlich entschied sie sich für ihre schwarze Jeans und eine schwarze, am Ausschnitt lose geschnürte Bluse, die viel nackte Haut durchschimmern ließ. Britta wusch ihre Haare, obwohl sie in wenigen Stunden eh wieder nach Rauch stinken würden. Aber heute Abend wollte sie so schön sein wie nur möglich. Für Mark-Philipp. Heute, am letzten Abend in Othis, würde es darauf ankommen. Das spürte sie.

Kritisch betrachtete sie sich im Spiegel. Durch die schwarze Kleidung wirkte sie schlanker, erwachsener.

Lediglich die bleiche Weichkäsehaut, das pummelig-pausbackige Gesicht störten. Was fehlte, war etwas Farbe. Kurzerhand borgte sie sich Wimperntusche und Kajalstift von Isabelles Mutter und schminkte sich geheimnisvolle, schwarz umrandete Katzenaugen. Schon besser. Trotzdem sah sie noch immer blass und farblos aus. Britta zögerte kurz. Dann holte sie den Lippenstift aus ihrer Jackentasche und malte ihre blutleeren Regenwurmlippen leuchtend orangerot an. *Ambitious Orange.*

Der Kontrast zwischen vorher und nachher hätte nicht größer sein können. Britta ließ sich von Isabelle und ihren beiden Schwestern begutachten. Isabelle guckte erst skeptisch. Dann nickte sie zustimmend. Caroline fand, sie sähe sehr, sehr schön aus: très, très belle. Und die kleine Sara umarmte sie stürmisch: „Du siehst aus wie ein Filmstar."

Britta lächelte dankbar.

***

Die Franzosen hatten die Fenster des Gemeindesaals mit spiegelnder Aluminiumfolie verhängt. Ein paar bunte Scheinwerfer und eine funkelnde Diskokugel warfen hüpfende, zuckende Punkte an die Wand. Ein selbst ernannter DJ spielte merkwürdige französische Popmusik, zu der ein paar Franzosen ausgelassen in der Mitte des Raums hin und her hopsten.

„Scheißmusik", meckerte Janine und zerlegte ihren Salat mit einer Plastikgabel skeptisch in alle Einzelteile.

Britta trank einen Schluck Wasser. Über den Rand ihres Bechers hinweg beobachtete sie den kleinen Sohn der französischen Deutschlehrerin, der Herrn Frinsen übermütig mit einer Wasserpistole nass spritzte.

„Ach herrje, hab ich zugenommen", beklagte sich Babette laut, als Florian dicht an ihr vorüberging, um sich beim Büfett einen Nachschlag zu holen. „Zu Hause hat die Hose noch nicht so spack gesessen." Theatralisch wedelte sie mit ihrem gar nicht zu dicken, ideal geformten Hinterteil in der Gegend herum. Florian räusperte sich und vergaß für ein paar Sekunden das Essen. Britta trank noch einen Schluck Wasser.

„Was ist eigentlich mit dir?", wandte sich Janine plötzlich an die stille Freundin. Ihre Augen suchten Brittas Umgebung nach einem abgestellten, benutzten Teller ab, fanden aber keinen. „Du hast ja noch gar nichts gegessen. Schmeckt dir das Essen nicht?"

Britta trank noch einen Schluck Wasser und überlegte sich schnell eine einigermaßen glaubwürdige Ausrede.

„Mir ist etwas flau im Magen", murmelte sie schließlich.

„Dir ist in letzter Zeit ziemlich oft flau im Magen", stellte Janine mit spitzer Stimme fest. Britta sah mit Unbehagen, wie es in Janines Oberstübchen zu arbeiten begann. Deshalb war sie froh, als Thierry sie wenig später zum Tanzen aufforderte: „Tu veux danser?"

Gemeinsam marschierten sie zur Tanzfläche. Ihre Körper wackelten, schaukelten, ihre Arme pendelten, schlenkerten im Takt der Musik, ihre Füße schoben sich mechanisch vor und zurück. Plötzlich, ohne Vorwarnung, ohne jeden Übergang, legte der DJ eine ruhige Schmusenummer auf. Das spärliche Licht wurde weiter herabgedimmt. Die bunten Punkte schlichen im Zeitlupentempo über die glitzernde, knisternde Wand. Thierry legte seine kurzen Arme um ihre Hüfte.

„Non", wehrte Britta höflich, aber bestimmt ab. „Je ne veux pas."

„Pourquoi pas?"

„Je n'aime pas le Blues." Britta schummelte sich durch die eng umschlungenen, kuschelnden Pärchen.

„Oh, come on, Baby", insistierte Thierry und zog sie zurück in die Mitte.

„Non, merci. Ich – will – wirklich – nicht. Thierry! Verdammt, lass mich!"

In diesem Moment wurde Thierry unsanft zur Seite gestoßen.

„He, Spinner, hast du keine Ohren? Sie sagte, sie will nicht mit dir tanzen, klar?"

Thierry zog, unverständliche französische Flüche ausstoßend, ab.

„Alles in Ordnung?", erkundigte sich Mark-Philipp. Britta nickte stumm. Überrascht. Erfreut. Aufgeregt. Aus dem Augenwinkel sah sie die zusammengesteckten Köpfe von Babette und Janine, die das ganze Schauspiel gespannt verfolgt hatten.

Als sie nach einer halben Minute noch immer wie zwei Fremdkörper zwischen den schmusenden, schunkelnden Pärchen standen, versuchte Britta zu erklären: „Ich hab nichts gegen Thierry. Aber ich will nun mal keinen Blues tanzen."

„Nur mit Thierry nicht oder grundsätzlich nicht?" Mark-Philipps warme, braune Augen sahen sie abwartend an. Hilflos zuckte Britta mit den Schultern. Sie dachte an den peinlichen Größenunterschied zwischen ihr und

Thierry, an das lächerliche Bild, das sie zwischen all den perfekt aufeinander abgestimmten Pärchen abgegeben hätten. Mark-Philipp war auch kein Riese, war aber immerhin etwa gleich groß.

„Ehrlich gesagt, hab ich noch nicht so oft Blues getanzt", gestand sie. Eigentlich überhaupt noch nie, aber die ganze Wahrheit behielt sie lieber für sich. Um nicht als völlig unerfahrenes Mauerblümchen dazustehen, als prüde, frigide Langweilerin.

Mark-Philipp grinste verschmitzt. Seine Augen schimmerten wie nasse Kieselsteine.

„Mir scheint, es gibt einiges, worin du keine Übung hast", stellte er fest. „Wenn ich mich recht entsinne, war Skooterfahren auch nicht so dein Ding. – Gibt es denn auch irgendetwas, das du gut kannst?"

Ballett!, schoss es Britta durch den Kopf. Ich bin gut im Ballett. Ich kann sogar Spagat auf dem Schwebebalken. Als Einzige aus der Klasse. Und bedrohte Tierarten. Davon könnte ich dir eine ganz lange Liste herunterbeten. Mitsamt Klasse, Ordnung, Familie und Unterfamilie. Und Lesen. Ohne Lesen würde ich nicht überleben können.

Noch bevor Britta etwas zu ihrer Verteidigung vorbringen konnte, fühlte sie Mark-Philipps gefühlvolle Hände in ihrem Rücken. Brittas Herz stolperte und fiel der Länge nach hin. Willenlos ließ sie sich in kleinen, engen Kreisen über die Tanzfläche schieben. Sie spürte sein verschwitztes Nackenhaar unter ihren feuchten Fingern. Fühlte den weichen, angerauten Stoff seines Flanellhemds. Roch seinen nach Zigaretten und Frikadellen riechenden Atem. Sah Babette und Janine amüsiert tuscheln. Hatte Angst vor ihrem Schweiß, der kalt und klebrig die Achselhöhlen hinuntertropfte. Ließ sich einlullen von den rauchig-romantischen Klängen der Musik: *Nothing else matters.* Gab plötzlich allen Widerstand auf und lehnte ihren Kopf gegen sein heißes, rauschendes Ohr. War verliebt. Hatte Angst. Dass ihr Atem schlecht roch. Dass ihr Hosenschlitz offen stand. Dass sie über seine Füße stolperte. Hatte Angst vor dem, was noch folgen könnte. Der erste Kuss. Das erste Mal? Sie hatte doch noch nie … Britta war verliebt. War neugierig. Verstört. Gespannt. War bis in den Haaransatz verknallt. Hatte Angst.

Nach dem Lied gingen sie wieder zu ihren Freunden zurück. Nicht zusammen. Sondern jeder für sich. Sprachen den ganzen Abend über kein Wort mehr miteinander. Vermieden jeden direkten Blickkontakt. Tanzten noch das ein oder andere Mal. Nicht zusammen. Sondern jeder für sich. Oder mit jemand anderem. Britta hätte platzen können vor Eifersucht, als sie feststellte, dass Mark-Philipp Gina genauso liebevoll umfasst hielt wie sie. Seinen Kopf genauso entrückt bei Natascha anlehnte wie bei ihr. Mit seinen schönen, gefühlvollen Händen genauso verstohlen nach Linda Maries Po tastete wie nach ihrem. Wenn nicht noch mehr. Noch verstohlener. Noch entrückter. Noch liebevoller.

Brittas Herz quoll über vor lauter Enttäuschung. Seine Hände, seine Nähe, seine Zärtlichkeit hatten gar nicht ihr gegolten, sondern einfach dem Mädchen, mit dem er zufällig tanzte.

Brittas Blick wanderte zum Büfett. Den ganzen Abend hatte sie die hauchzarten, matt schimmernden Schokoküsse im Auge gehabt. Unruhig hatte sie mit ansehen müssen, wie sie im Laufe der Zeit immer weniger geworden waren. Vielleicht werde ich mir später einen gönnen, hatte sie gedacht. Aber erst, wenn ihr Magen geknurrt hätte, zumindest ein einziges Mal leise gegrummelt hätte wie ein weit entferntes Gewitter in den Bergen. Erst wenn ihr Magen signalisiert hätte, dass er absolut leer war, würde sie sich einen dieser verführerischen Schokoküsse gönnen können.

Ungeduldig wartete Britta auf das Startsignal ihres Magens. Eigentlich hätte er sich längst beschweren, laut knurrend Nachschub anfordern müssen, denn seit heute Morgen hatte Britta nichts mehr gegessen.

„Ich will mir den Appetit für die leckeren Sachen auf der Boum aufsparen“, hatte sie ihren Gasteltern mittags zu erklären versucht. Monsieur und Madame Sauvegrain hatten einen tiefen, bedeutungsvollen Blick gewechselt. Aber das war Britta egal gewesen. Hauptsache, sie hatte ihr Ziel erreicht. Wichtig war nur, dass sie sich kein Mittagessen hatte reinzwingen müssen. Wieso auch, wenn sie gar nicht hungrig war? Sie fühlte sich leicht und frei. Egal, was die Sauvegrains von ihr dachten. Am nächsten Tag würde sie wieder nach Hause fahren und das Ehepaar Sauvegrain nie mehr wieder sehen. Dann wäre alles wieder gut.

Es war schon halb elf, aber ihr Magen wollte einfach nicht knurren. Er drückte und kniff in regelmäßigen Abständen, aber noch nicht einmal das leiseste Grollen brachte er heraus. Da verlor Britta die Geduld. Einen Schokokuss, fand sie, konnte sie sich auf jeden Fall leisten. Den hatte sie sich nach all der Aufregung eindeutig verdient.

Mit zittrigen Fingern wählte sie den schönsten Schaumkuss. Den makellosesten, unversehrtesten. Ganz vorsichtig zerdrückte sie ihn mit der Zunge. Versuchte die plötzliche Geschmacksexplosion in ihrem Mund so lange wie möglich zu genießen: die weiche Schaummasse, die feste Waffel, die knackende Schokolade. Viel zu schnell war die Belohnung vorbei, viel zu schnell war der Schokokuss durch ihre Speiseröhre in den lethargischen Magen gerutscht. Britta trank einen Schluck Wasser. Aber ihr Mund protestierte. Wollte mehr. Mehr! Wollte noch einmal den weichen, warmen Geschmack klebrig-süßer Schaumkussmasse am Gaumen spüren, noch einmal den zerbrechlichen Schokoladenüberzug mit seiner Zunge zum Platzen bringen. Na ja, einen konnte sie sich wohl noch erlauben. Morgen Abend war sie wieder zu Hause, dann würde alles wieder gut.

Als sie ihren lechzenden Mund, ihre süchtigen Finger, ihre gierigen Augen endlich wieder unter Kontrolle hatte, war nur noch ein einziger eingedellter Schokokuss über. Nur ein einziger hatte ihren heißhungrigen Fressangriff überlebt. Entsetzt betastete Britta ihren Bauch. Er fühlte sich aufgequollen an und weich. Ihre Muskeln lagen unter einer dicken Fettschicht verborgen. Die zähe, zuckrige Schaummasse verkleisterte sämtliche Verdauungsorgane. Dann kam die Übelkeit. Mit schmerzverkniffenem Mund rannte sie auf die Toilette.

Britta war froh, dass sie kotzen konnte.

***

Auf der Rückfahrt am Sonntagmorgen teilten sich Florian, Toni und Mark-Philipp, Babette, Janine und Britta ein Abteil. Diesmal schlief Mark-Philipp. Janine, die erst vor wenigen Stunden von der Boum zurückgekehrt war, schielte missgünstig zu ihm hinüber. Toni sah auch nicht gerade topfit aus. Er hatte schlechte Laune. Mürrisch lümmelte er in seinem Sitz neben der Tür und lästerte boshaft über jeden ab, der vorbeikam.

„Die Alte da hat bestimmt schon lange keinen mehr zwischen die Beine gekriegt. Sieht man an ihrem verkniffenen Gang. Tut mir Leid, aber so wie du aussiehst, wird dich auch in Zukunft keiner anpacken wollen."

„Hey, hier kommt Mr. Wichtig mit seinem Laptop. Wahrscheinlich weiß der gar nicht, wie man mit dem Ding umgeht. Alles nur Show."

„Oh, Mann, solche Tattergreise hab ich ja gefressen. Können kaum ohne Gehhilfe laufen, sind aber zu geizig, sich im Zug Plätze zu reservieren. Und machen jetzt einen auf Mitleid. Guck nicht so leidend, Omi, zieh Leine. Wir sind voll."

„Vor allem du", spottete Florian, der mit Babette Uno spielte. Babette kicherte.

„Wie kann ich von Limo, Cola und all der Kinderkacke auf der bescheidenen Party voll sein?", beschwerte sich Toni. „Die paar Dosen Bier, die Pascal eingeschmuggelt hat, haben's echt nicht gebracht. Hat auch scheußlich geschmeckt, das elende Gesöff."

Tonis Blick fiel auf Britta, die, wie immer schweigsam, neben dem schlafenden Mark-Philipp saß. Tonis Augen blitzten bösartig.

„Hey, Titta, ich weiß nicht, ob du's schon bemerkt hast. Aber ich glaube, der M. P. steht auf deine dicken Britten." Er lachte laut über seinen eigenen Witz.

Britta tat unbeeindruckt.

„Der Gag ist alt", entgegnete sie gelangweilt und zog eine genervte Grimasse. Aber sicherheitshalber verschränkte sie ihre Arme fest vor der Brust. Babette kam ihrer Freundin zu Hilfe.

„Aus dir spricht der pure Neid", höhnte sie. „Gäbe es Körbchengrößen für Pimmel, hättest du noch nicht einmal Größe A."

Florian lachte meckernd auf und rief siegessicher: „Uno!"

Babettes Aufmerksamkeit galt wieder den Karten. Toni furzte hemmungslos und kratzte sich ungeniert am Schritt. Janine schloss angewidert die Augen.

***

Das rhythmische Rattern der Räder tat seine Wirkung. Nach einer halben Stunde waren alle im Abteil eingeschlafen. Alle bis auf Britta. Ihr Gehirn ratterte im rhythmischen Takt der Räder.

Der Witz mit ihrem Namen war wirklich nicht neu. Was Britta aber nicht aus dem Kopf ging, war die Frage, ob der übellaunige Toni einfach nur ziellos um sich geschossen hatte oder ob ihm dabei ein bisschen Wahrheit mit herausgerutscht war. Dass Mark-Philipp tatsächlich auf ihre Brüste stand. Ihr fiel Katharina ein, unter deren eng anliegendem Rollkragenpullover sich zwei dralle Rundungen abgezeichnet hatten. Fuhr Mark-Philipp wirklich nur auf große Brüste ab? Hatte er nur deshalb mit ihr getanzt, weil er von ihren dicken Titten beeindruckt war? Von ihren runden Möpsen? Ihren prallen Eutern? Brittas

Brüste waren eigentlich gar nicht so groß, wenn sie ihrer Körbchengröße Glauben schenkte. Brittas Brüste fanden immer gut in B-Cups Platz, während Babette und Janine beide C hatten, was allerdings genau zu ihren perfekt proportionierten Körpern passte. Aber Britta hatte einen anderen Körper. Bei ihr galten andere Gesetzmäßigkeiten. Bei ihren unförmigen Ausmaßen sah Körbchengroße B gleich viel aufgeblasener aus. Vorsichtig hob Britta ihre Brüste mit den immer noch verschränkten Armen an. Auf einmal kam ihr deren Gewicht unerträglich schwer vor. Wie hatte sie die ganze Zeit so unbesorgt damit herumlaufen können? Panik und Verzweiflung. Wut und Traurigkeit. Egal, wenn Mark-Philipp auf solche dicken Dinger stand. Sie jedenfalls nicht. Immerhin war es *ihr* Körper. Und sie musste unbedingt etwas dagegen unternehmen.

***

„Paps ist joggen", begrüßte Mama sie bei ihrer Ankunft am Hauptbahnhof und nahm ihr die schwere Reisetasche ab.

Britta war enttäuscht.

Nicht weil Paps joggen war, wie immer am Sonntagnachmittag. Nicht weil ihm sein Fitnessprogramm wichtiger zu sein schien als die Rückkehr seiner Tochter. Auch nicht weil ihn vielleicht eine lebenslustige, hübsche, junge Joggerin mit orangeroten Lippen begleitete. Sondern weil Mama sie nur mit einem unsicheren Lächeln begrüßt hatte. Kein Kuss, keine Umarmung. Neidisch blickte Britta zu Babette hinüber, die ihrem gemütlichen, schnauzbärtigen Vater herzlich um den Hals fiel. Und zu Janine, die ihrer Stiefmutter einen kleinen vertrauten Kuss auf die Wange drückte.

Britta konnte das nicht.

Konnte ihre Mutter weder umarmen noch küssen. Ihre Liebesbeweise wären ihr künstlich und aufgesetzt vorgekommen. Auch Mama hätte das bestimmt so empfunden. Hätte gespürt, dass sie die anderen nur zu kopieren versuchte, dass keine echte Wärme dahinter steckte. Britta liebte ihre Mutter, aber diese Liebe konnte sie nicht zeigen. Genauso wenig wie ihre Eltern untereinander. Wann hatten die sich das letzte Mal innig umarmt, zärtlich geküsst? Eine Umarmung oder einen Kuss hatte Britta schon lange nicht mehr beobachtet, bei Mama und Paps nicht, bei Paps und Benny sowieso nicht, bei Mama und Benny nur ganz selten, nur wenn Benny in zugänglicher, anhänglicher Stimmung war. Und Britta? Versuchte ihre Liebe mit selbst gebastelten Weihnachtsgeschenken auszudrücken, die dann ein paar Wochen nach dem Fest stillschweigend in den Keller wanderten.

Britta hatte Angst, dass sich ihre Eltern scheiden ließen.

***

Auf dem Parkplatz vor dem Bahnhof begegneten sie noch einmal Mark-Philipp mit seinen Eltern, seinem älteren Bruder Jan-Erik und seiner jüngeren Schwester Eva-Lotta. Mark-Philipp hob freundlich winkend die Hand.

„Ich ruf dich nächste Woche mal an", rief er ihr zu.

Britta nickte verlegen.

Mama machte ein interessiertes Gesicht.

„Scheint ja ganz schön aufregend gewesen zu sein, deine Woche in Paris."

Britta dachte an dicke Titten. Ans Autoskooterfahren, an Bratwürste und gelbe Plastikrosen. An den neblig verhangenen Eiffelturm, an ihr angeblich schönes Lächeln. An Schokoküsse. An einen aufgequollenen Tampon. An eine schöne, gefühlvolle Hand auf ihrem weniger schönen Po. An den Geruch nach Zigarettenrauch und Frikadellen. Aber vor allem dachte sie an: dicke Titten.

„Es war absolut öde", antwortete Britta abweisend und stieg fluchtartig ins Auto.

Winter

Britta hatte Angst. Vor der Schule, die in einer Woche, nach den Herbstferien, wieder begann. Vor dem Erdkundereferat über Bodenschätze in Südamerika, für das sie sich zur Aufbesserung ihrer mündlichen Mitarbeit freiwillig unfreiwillig gemeldet hatte. Für das sie noch keinen Schlag getan hatte. Vor Herrn Stolte, der schüchterne Menschen nicht ausstehen konnte und sicher schon ungeduldig auf die nächste Gelegenheit wartete, bei der er seine Lieblings-Hassschülerin mit ironischen Fragen und überheblichem Geschmunzel schikanieren konnte.

Britta hatte Angst vor dem Allergietest, den Mama für sie vereinbart hatte. Vor dem aufwändigen Allergietest, wegen dem sie seit einem Monat jede Woche, jeden Montagnachmittag, mit Mama in eine benachbarte Stadt fahren musste, in ein weit entferntes Klinikum, um dort jeweils für eine halbe Stunde ein Wattestäbchen in je ein Nasenloch gehängt zu bekommen. Sie hatte Angst vor dem dämlichen Anblick, den sie dort bot: ein allergendurchtränktes Wattestäbchen in ihrer kribbelnden, triefenden Nase, die sie nicht – oder nur ganz vorsichtig – putzen durfte. Gut, dass Mark-Philipp sie so nie sah.

Britta hatte Angst vor Mark-Philipps Anruf. Vor seiner heiseren, rauchigen Stimme am Telefon. Vor seiner schönen, gefühlvollen Hand, die den Hörer selbstbewusst umfasst hielt. Aber vor allem davor, dass er es sich anders überlegen könnte. Dass er sie vielleicht überhaupt nicht anrief. Dass das nur so eine gedankenlos dahergesagte

Abschiedsfloskel gewesen war. Dass er lieber Katharina anrief. Wegen ihrer dicken Titten. Und wegen ihrer unkomplizierten, spontanen Art. Weil er Katharina nicht so lange umständlich umwerben musste wie Britta.

Britta hatte Angst vor der Waage. Unbestechlich stand sie in der hintersten Ecke des Badezimmers. Britta hatte den spannenden Moment extra auf den nächsten Tag verschoben. Am Abend ihrer Rückkehr aus Othis hatte sie vor ihrem unerträglich kneifenden Magen kapitulieren müssen und noch ein dickes Käsebrot gegessen. Dazu viel Wasser getrunken. Das hätte das Ergebnis unnötig verzerrt. Aber an diesem Morgen, nach einer Viertelstunde Gymnastikübungen und einer Viertelstunde Jogging auf der Stelle, konnte sie es endlich wieder wagen.

Britta hatte Angst. Aber sie musste trotzdem Gewissheit haben.

Sie verschloss die Badezimmertür. Zog Schlafanzug, Unterwäsche und Socken aus, betrachtete sich im großen Spiegel an der Wand. Sah ihre weichen, viel zu weichen, untrainierten Brüste. Begutachtete skeptisch ihren dicken Po, der zu beiden Seiten bedenklich hervorquoll. Ihre Elefantenschenkel, die bei jedem Schritt aneinander rieben. Holte tief Luft. Wappnete sich gegen eine unangenehme Überraschung. Stieg vorsichtig, ganz vorsichtig auf die Trittfläche. Wartete. Dachte an die schlecht geeichte, antiquierte Waage der Sauvegrains, die ihr mit ihrem überhohen, völlig aus der Luft gegriffenen Wert einen solchen Schrecken eingejagt hatte. 60, betete Britta. Allerhöchstens 60 durfte die Waage jetzt anzeigen. Sonst wären all ihre Mühen der letzten Woche umsonst gewesen.

Das Display zuckte, dann erschien eine schwarze eckige

Zahl. 57,9. Britta konnte es nicht fassen. Stieg ungläubig von der Waage hinunter. Schüttelte sie. Stieg wieder auf die Trittfläche. Wartete. 57,9. Die Waage hatte sie neu durchgemessen, hatte ihr Gewicht neu berechnet und war exakt zu demselben Ergebnis gekommen. Also musste es stimmen. 57,9. Wann hatte sie das letzte Mal 57 Kilo gewogen? Na gut, eigentlich fast 58, aber die Zahl vor dem Komma war es, die zählte. Britta war glücklich. Fühlte sich leicht und frei. Tatsächlich sah sie auf einmal nicht mehr ganz so dick aus, wie sie es sich eben noch eingebildet hatte. Ihr Bauch wölbte sich längst nicht mehr so weich und speckig vor wie noch vor einer Woche. Auch ihr Gesicht, fand sie, war eindeutig schmaler geworden. Ihre Pausbacken sprangen nicht mehr ganz so unangenehm ins Auge. Britta hätte laut singen können vor Freude. 57,9. Trotz Schokoküssen, trotz Auberginenauflauf, trotz Abendbrot mit 45 % fettem Käse. Einen Augenblick lang fühlte sie sich unbesiegbar. Heute war ein toller Tag. Heute hätte sie jedes Referat furchtlos in Angriff genommen. Heute hätte sie Herrn Stoltes Sticheleien mit einem unnahbaren Lächeln gekontert, wären seine spitzen Bemerkungen wirkungslos an ihrem unsichtbaren Schutzschild abgeprallt. Heute durfte Mark-Philipp ruhig anrufen. Vielleicht würde sie sich mit ihm zum Kino verabreden. Oder zum Fahrradfahren am Rhein. Vielleicht würde sie ihm zuliebe sogar ein Eis essen. Oder eine Limo trinken. Heute würde sie es sich leisten können. Vielleicht würde sie zur Feier des Tages ihren rot-schwarz-weiß karierten Minirock hervorkramen. Vielleicht würde er heute nicht mehr so eng sitzen wie noch vor ein paar Monaten im Frühling, als sie das letzte Mal versucht hatte, ihn zu tragen, und ihn dann frustriert in die hinterste Ecke ihres Kleiderschranks verbannt hatte. Vielleicht würden ihr heute die kritischen Blicke der anderen Leute weniger ausmachen als sonst.

Plötzlich hörte sie lautes Klopfen an der Badezimmertür.

„He, Olle, hast du auf dem Klo Wurzeln geschlagen oder was ist los? Nun komm mal zu Potte, ich muss auch mal pissen."

Benny. Der wahrscheinlich nur kurz seine Blase erleichtern wollte, um dann noch mal zurück in seine finstere, muffige Furzhöhle zu kriechen. Waren ja schließlich Ferien.

„Geh doch aufs Gästeklo", schlug Britta vor, aber dort war es Benny zu kalt.

„Snob", maulte Britta, zog sich rasch an und öffnete Benny großzügig die Tür. Plötzlich fühlte sie sich ihrem trägen, verschlafenen Bruder haushoch überlegen.

***

„Uff, ich platze", stöhnte Britta beim Mittagessen und lehnte sich erschöpft zurück. Stirnrunzelnd beäugte Mama das angeknabberte Stück Pizza auf ihrem Teller.

„Hast du vorher wieder genascht?", fragte sie skeptisch. „Von dem bisschen kannst du doch unmöglich satt sein."

„Bin ich aber", behauptete Britta. Entsetzt dachte sie an die vielen Kalorien, die eine Pizza irgendwo in ihrem weichen Teig, ihrer würzigen Tomatensoße, dem geschmolzenen Käse versteckt hielt. 57,9 Kilo. Das konnte sie doch nicht so einfach durch leichtsinniges, hemmungsloses Drauflosfressen aufs Spiel setzen. Wenigstens einen Tag lang wollte sie dieses Traumergebnis genießen, einen Tag lang wollte sie sich schlank und schön fühlen, wie ein Luftkissenboot über den Boden schweben.

Was morgen kam, war egal.

Was Benny dachte, war egal.

Was Mama sagte, war egal.

„Da habe ich dir extra dein Lieblingsessen gemacht. Ich dachte, du freust dich darüber nach einer Woche fremder Kost. Aber du nagst nur wie ein krankes Hühnchen an einem Ministück Pizza herum. Früher hast du dich mit Benny immer um die größten Stücke gestritten und dann mindestens drei davon verdrückt."

Was du jedes Mal mit einem vorwurfsvollen „Noch eins?" kommentiert hast, dachte Britta. Wie man es machte, war es verkehrt.

57,9.

„Ich habe wirklich keinen Hunger mehr", beharrte Britta.

„Lass sie doch", mischte sich Benny selig mampfend ins Gespräch. „Dann bleibt mehr für mich über."

Mama wollte gerade etwas sagen, da klingelte das Telefon. Mama verschwand in der Diele. Diesen Moment nutzte Britta, um den Rest ihrer Pizza in einer Serviette zu verstecken und unter den Bund ihres rot-schwarz-weißen Karorockes zu schieben. Britta triumphierte. Vor ein paar Monaten hätte sie das nicht geschafft. Nachher, in einem unbeobachteten Moment, würde sie die Pizza samt Serviette in den Mülleimer werfen.

Britta begegnete Bennys verwundertem Blick.

„Wenn du mich verpetzt“, drohte sie, „erzähle ich in der Schule herum, dass du in Barbie-Bettwäsche schläfst.“

„Stimmt doch gar nicht“, protestierte Benny.

„Aber jeder wird es glauben.“

Das leuchtete Benny ein. Er schwieg nachdenklich.

„Warum machst du das?“, fragte er nach einer Weile und nahm sich noch ein Stück Pizza.

„Ich hab meine Gründe“, erwiderte Britta schnippisch und trank einen großen Schluck Wasser, um das kompakte Stück Pizza in ihrem aufgeblähten Bauch aufzuweichen, einzubreien, damit es schneller verdaut werden konnte. Trotzdem würde sie gleich noch ein paar Gymnastikübungen machen, damit ihrem Magen ordentlich eingeheizt würde. Damit ihre müde Verdauung in Gang kam. 57,9. Was wäre es toll, wenn sie dieses Gewicht bis zum nächsten Morgen halten könnte. Wenigstens bis zum nächsten Morgen. Damit sie noch einmal, noch ein einziges Mal diesen wunderbar erhebenden Moment auf der Waage erleben durfte. Wenigstens morgen noch mal.

Mama kam zurück.

„Das war Opa Jochen“, sagte sie bedrückt. „Ihm geht es nicht so gut. Er hat dauernd Schwindelanfälle.“ Gedankenversunken blickte Mama auf ihren Teller, trug ihn mechanisch in die Küche. Brittas angeknabberte Pizza war vergessen.

„Ich werde ihn heute Nachmittag mal besuchen fahren“, beschloss Mama, während sie die Gläser und Brittas Teller abräumte. „Kommt einer mit?“

Benny schüttelte unwillig den Kopf. „Bin schon mit Patrick verabredet.“

Britta hatte genauso wenig Lust auf ihren jammernden, klagenden, müffelnden Opa.

„Ich hab auch schon was vor“, murmelte sie – und das hatte sie tatsächlich. Sie musste sich unbedingt eine zuverlässige Kalorientabelle besorgen.

***

Eine Scheibe Vollkornbrot (45 g) hatte 95 Kalorien. 100 Gramm Leberwurst hatten 257 Kalorien. Ein mittelgroßer Apfel hatte erfreuliche 50 Kalorien. Ein Mars hatte erschreckende 225 Kalorien. Eine Salamipizza hatte unerträgliche 880 Kalorien.

Ein Mädchen zwischen 13 und 15 Jahren konnte sich laut Tabelle täglich etwa 2200 Kalorien leisten, um nicht zuzunehmen. Um abzunehmen, musste sie diese Zahl folglich deutlich unterschreiten. Pizza schied damit schon mal ganz aus. Auch Lasagne, Hackbraten oder fettiger, käseüberbackener Auberginenauflauf.

Für ein Stück Buttercremetorte (410 Kalorien) müsste sie 31 Minuten Fußball spielen, für eine Tafel Schokolade (550 Kalorien) eine Stunde sportlich Rad fahren. Einen Becher Jogurt mit 3,5 % Fett konnte sie in 18 Minuten wegtanzen. Für eine Tasse klare Brühe genügten eineinhalb Minuten Laufen.

Wenn sie für ein Brötchen mit 115 Kalorien 20 Minuten schwimmen musste, wie viele Kalorien verbrauchte sie dann in einer Minute? Und beim Tanzen? Und beim Joggen? Wie lange musste sie Gymnastik machen, um sich das fette Stück Pizza vom Mittagessen wieder abzutrainieren? Und den Schokokuss? Und das Käsebrot? Jede Kalorie war eine Kalorie zu viel.

Ein Esslöffel Butter hatte schon 100 Kalorien. Ein Löffel Speiseöl sogar 110.

Nahm Mama eigentlich Speiseöl oder Butter zum Braten? Tat sie Butter oder Margarine in den Kuchen? 100 Gramm Margarine hatten monströse 720 Kalorien. Aber 100 Gramm Butter sogar 750. Ein gestrichener Löffel Halbfettmargarine hatte auch noch 20 Kilokalorien.

„Kannst du nicht mal Halbfettmargarine kaufen?", fragte Britta ihre Mutter möglichst beiläufig beim Abendessen. „Die schmeckt doch genau wie andere Margarine, hat aber nur 40 % Fett."

Müde blickte Mama auf Brittas halbe Scheibe Leberwurstbrot.

„Von mir aus", sagte sie. „Wenn du dann wieder ein ganzes Brot zum Abendessen isst."

„Das mach ich", versprach Britta eifrig, war sich aber längst nicht sicher.

„Ich mag lieber Butter", beschwerte sich Benny. Wütend funkelte Britta ihren blöden Bruder an.

***

Am Montag hatte Mark-Philipp nicht angerufen. Auch nicht am Dienstag. Am verregneten, trüben Mittwoch ebenfalls nicht. Am goldsonnigen Donnerstag hatte Britta die Hoffnung auf einen Anruf von Mark-Philipp fast aufgegeben, deshalb war sie überrascht, als Mama sie am Freitagvormittag ans Telefon holte.

„Britta? Für dich. Ein Junge."

„Ein Junge" konnte eigentlich nur einer sein: Mark-Philipp. Denn sie hatte bisher noch nie näheren Kontakt zu Jungen gehabt. Mit hektisch klopfendem Herzen übernahm Britta den Hörer. Mama verschwand lauschend im Bad.

„Hi, hier ist Mark-Philipp. Tut mir Leid, dass ich mich jetzt erst melde. Aber ich … äh … hatte ziemlich viel um die Ohren."

„Kein Problem", versicherte ihm Britta. Ihr Mund war vor Nervosität ganz trocken. Mama kam aus dem Bad und zupfte von der Palme neben der Telefonstation ein paar verwelkte Blätter ab. Britta flüchtete in ihr Zimmer.

„Ich wollte dich fragen, ob du heute vielleicht Lust und Zeit hast, mit mir bowlen zu gehen."

„Heute ist schlecht", entschuldigte sich Britta und dachte erschreckt an den riesigen Weckmann mit Zuckerguss und Mandeln, den sie eben in einem Anfall von animalischer Gier in sich reingestopft hatte. Zu Mittag hatte es Fischstäbchen mit Spinat und Kartoffeln gegeben. Und heute Abend würde sie um ein ganzes Leberwurstbrot mit einer hauchdünnen Schicht Diätmargarine nicht herumkommen.

„Heute ist schlecht", sagte sie noch einmal und überlegte bereits, wie lange sie für den elenden Weckmann tanzen, joggen oder Fahrrad fahren musste. „Mein Opa ist krank", erzählte Britta gerade, als Mama ihr Zimmer mit frisch gewaschener, sauber gefalteter Wäsche betrat. „Ich wollte ihn heute Nachmittag besuchen. Ich hab's ihm fest versprochen. Ich kann jetzt nicht mehr absagen. Er freut sich doch schon so."

Mama warf ihr einen missbilligenden Blick zu.

„Ist klar", sagte Mark-Philipp enttäuscht. „Na, dann vielleicht ein andermal."

„Ja, gerne", erwiderte Britta – und das meinte sie ernst. Ein andermal gerne. Aber heute nicht. Heute nicht gerne. Wie hätte sie Mark-Philipp nur mit ihrem aufgedunsenen Weckmannbauch gegenübertreten können!

Selber schuld, dachte sie verärgert, während sie eine CD mit schnellen, rhythmischen Liedern raussuchte. Was bildete der sich eigentlich ein? Dass sie hier seit einer Woche schmachtend neben dem Telefon wartete? Sie war doch kein Hündchen, das schwanzwedelnd angeflitzt kam, wenn Herrchen mit den Fingern schnippte. Missmutig zog sie ihre Gymnastiksachen an, band ihre Haare zusammen und fiel zum Takt der Musik in einen beruhigenden, monotonen Trab.

***

„Mensch, ich fass es nicht", schimpfte Babette, als Britta ihr am nächsten Tag die ungeschickte Abfuhr beichtete. Ungläubig packte sie sich an den Kopf. „Es gibt Mädchen, die würden ihren Slip verschenken oder sich eine Rose auf den Hintern tätowieren lassen, nur um einmal mit Mark-Philipp auszugehen. Und du? Erfindest irgendeine faule Ausrede und verschanzt dich stattdessen hinter deiner seltsamen Tierkartei. Sag mal, bist du krank?"

Nicht krank, dachte Britta, nur vorsichtig.

„Hier", sagte Babette und reichte Britta ihr Handy. „Du rufst jetzt auf der Stelle bei Mark-Philipp an und lädst ihn ins Kino ein."

„Ins Kino?", fragte Britta ängstlich. „In welchen Film denn?"

„Oder zum Waffelessen. Oder zum Tischtennisspielen.

Oder zum Laternenbasteln. Von mir aus zum Bumsen. Ist mir schnurzegal. Hauptsache, du rufst ihn an."

Noch ehe Britta irgendwelche Einwände vorbringen konnte, hatte Babette seine Nummer gewählt.

„Tut mir Leid", sagte Mark-Philipp, nachdem Jan-Erik ihn ans Telefon geholt hatte, „aber ich habe heute Abend ein wichtiges Fußballspiel."

„Ach so", sagte Britta. Erst erleichtert, dann enttäuscht. Als sie Babettes hochgezogene Augenbrauen sah, schüttelte sie resigniert den Kopf. Britta versuchte das peinliche Gespräch schnell zu beenden.

„Na, dann vielleicht ein andermal."

Babette ließ sich mit schmerzverzerrtem Gesicht in die fein säuberlich drapierten Kissen von Brittas Bettcouch fallen.

„Ich ruf dich nächste Woche an", versprach Mark-Philipp, aber es klang nicht sonderlich begeistert.

***

Um 75 Gramm Eis (150 Kalorien) abzutrainieren, musste man eine gute halbe Stunde Gymnastik machen. Zwei Milchschnitten (234 Kalorien) konnte man in knapp zwei Stunden wegspazieren. Bei einer Dreiviertelstunde Tischtennis verbrauchte man 240 Kalorien, eine halbe Stunde Eislaufen verbrannte 375 Kalorien. Nach 15 Minuten Bergwandern mit fünf Kilo Gepäck auf dem Rücken durfte man ein halbes Brötchen mit Butter und Salami essen.

Zum Mittagessen gab es wie jeden Sonntag einen Braten mit ganz viel Soße. Dazu Kartoffelknödel und

Apfelrotkohl. Britta nahm sich ein kleines, dünnes Stück Rinderbraten, das aussah wie 50 Gramm Fleisch. Die Soße kratzte sie, so gut es ging, herunter. 100 Gramm Apfelrotkohl hatten 56 Kalorien. In einem Glas waren 720 Gramm, deshalb schätzte sie die Menge auf ihrem Teller auf etwa 100 Gramm. Ein Knödel musste etwa 70 Kalorien haben, wenn die ganze Packung zwölf Knödel à 90 Gramm vorsah und 100 Gramm verzehrfertiges Produkt 95 Kalorien hatten. Wenn man dann 1045 Gesamtkalorien durch die 15 Knödel teilte, die Mama aus der weichen Masse geformt hatte, ergab das aufgerundet 70 Kilokalorien pro Stück. Das machte alles zusammen knapp 300 Kalorien. Um die wieder abzutrainieren, musste sie heute 69 Minuten Gymnastik machen. Oder 24 Minuten auf der Stelle joggen. Oder 33 Minuten sportlich Rad fahren. Oder 23 Minuten Gymnastik machen, acht Minuten joggen und elf Minuten Rad fahren.

„Nimm noch ein Stückchen Fleisch", bot ihr Paps an. „Du hattest doch erst so wenig."

„Nein danke, eine Scheibe reicht völlig."

„Und was ist mit den Klößen?", jammerte Mama. „Ich habe extra viele Klöße gemacht, weil ihr die doch so gerne esst."

Britta war verärgert. Sie hatte noch nie mehr als drei Klöße gegessen. Paps aß nie mehr als zwei und Mama höchstens eineinhalb, wegen der schlanken Linie. Benny allerdings konnte im Moment vier oder fünf Knödel verdrücken. Bei 15 Knödeln ergab das, dass Mama für Britta viereinhalb Knödel einkalkuliert hatte, selbst wenn Benny seine maximalen fünf Knödel aß.

„Nein danke", sagte Britta freundlich, aber bestimmt. „Einer ist genug."

„Und wer nimmt den Rest Rotkohl?", drängelte Mama weiter. „Komm, Frank, nimm noch einen Löffel. Und du, Benny, auch. Ist doch gesund. Und was ist mit dir, Britta?"

„Nein danke", wiederholte Britta beharrlich. „Ich bin voll bis obenhin."

***

Britta hatte Angst. Vor dem schlimmen Montag nach den Ferien, vor dem bedrohlich näher rückenden Referat über Bodenschätze in Südamerika, für das sie noch immer nichts getan hatte. Vor Herrn Stolte, der ihr gleich in der ersten Stunde die Laune verderben würde. Sie hatte auch Angst vor freundlichen, verständnisvollen Lehrern wie Herrn Wolff, ihrem Englischlehrer, der sie plötzlich, aus heiterem Himmel, aus der Anonymität der Klasse herausheben konnte: „Britta, Britta, was machen wir nur mit dir? Schriftlich stehst du wie immer ‚Eins', aber mündlich kommt einfach nichts. Null. Niente. Nada. Was soll ich dir am Ende des Jahres für eine Note geben, hm? Hast du einen Vorschlag? Wie bringen wir dich bloß zum Sprechen? Sollen wir dich mal ordentlich durchkitzeln?"

„Hier", sagte Babette am eiskalten Montagmorgen auf dem Weg über den windigen Schulhof. Sie drückte Britta zwei große bunte Eintrittskarten in die steife Handschuhhand. „Du musst am Ball bleiben, Baby."

„Was ist das?", fragte Britta verdutzt.

„Zwei Karten für die Motorshow in Essen."

Britta verstand noch immer nicht.

„Aufgemotzte Autos. Autozubehör. Alles, was das Männerherz begehrt", erklärte Babette.

„Wo hast du die her?", wollte Britta wissen.

„Vitamin B."

„Vitamin B?"

"Bee-zie-hun-gen, Baby. Mein Cousin ist doch Redakteur beim Stadtanzeiger. Der kommt haufenweise an so was dran."

„Und was soll ich damit?", wunderte sich Britta. „Ich interessiere mich nicht für aufgemotzte Autos."

„Aber du interessierst dich für Mark-Philipp", trumpfte Babette auf.

„Du meinst, ich soll mit Mark-Philipp dorthin gehen?"

„Endlich hast du's erfasst. Hey, ich glaube langsam, du bist doch nicht so schlau, wie du immer tust."

„Aber am Sonntag wollte ich doch …"

„Keine Widerrede. Wenn du Mark-Philipp heute nicht fragst, werde ich bis Weihnachten kein Wort mehr mit dir reden. Wenn er nein sagt, ist das was anderes. Dann kannst du immer noch deinen Opa besuchen, ein wichtiges Puzzle zu Ende puzzeln oder deine merkwürdige Tierkartei in Ordnung bringen."

In der großen Pause ging Britta zu den Getränkeautomaten, neben denen Mark-Philipp wie immer mit Toni und Florian herumstand. Wie immer hielt er einen warmen Becher Kakao in seinen schönen, gefühlvollen Händen. Brittas Herz klopfte so laut, dass sie ihre leise Stimme kaum verstehen konnte: „Ich habe Karten für die Motorshow in Essen. Eigentlich wollte mein Vater mit meinem

Bruder hingehen, aber die haben jetzt was anderes vor. Hast du Lust, mit mir dorthin zu gehen? Wäre schade, die Karten verfallen zu lassen."

„Mann, Britta", staunte Toni und strich sich seine dicken, schwarzen Locken aus dem Gesicht, „so viel hab ich dich ja noch nie an einem Stück reden hören. Was ist denn passiert? Hat Herr Wolff dich mal ordentlich durchgekitzelt?"

Florian kicherte albern, aber Mark-Philipps Augen leuchteten.

„Ich komme gerne mit. Ich werd mal meinen Vater fragen. Vielleicht kann der uns hinbringen."

***

Britta hatte eigentlich nicht schnüffeln wollen. Hatte nur ein Pflaster für ihren stark blutenden Mittelfinger gesucht, den sie sich an einem scharfen Blatt Papier aufgeritscht hatte. Hatte das ganze Medizinschränkchen im Badezimmer auf den Kopf gestellt, aber nicht mal ein altes Hühneraugenpflaster gefunden. Hatte dann Papsens Kulturtasche in Angriff genommen, weil sie wusste, dass ihr perfektionistischer Vater immer gut sortiert war, dass bei ihm von Autan gegen Insektenstiche über Sonnenbrandsalbe bis zum Zahnpflege-Reiseset alles zu finden war. Britta hatte wirklich nicht schnüffeln wollen. Aber noch bevor sie mehrere eingepackte Pflasterstreifen in drei verschiedenen Größen entdeckte, fiel ihr das Kondom ins Auge. Ein einziges viereckiges, glänzend rotes Päckchen mit einem runden Wulst in der Mitte. Mama nahm die Pille. Wofür also brauchte Paps ein Kondom? Für alle Fälle? Falls sich auf seinen häufigen Geschäftsreisen mal „was“ ergab? Für diese orangerote Lippenstiftfrau? Ein schmerzhafter Stich durchbohrte Brittas Herz. Nun war sie sich sicher, dass Paps ein außereheliches Verhältnis hatte.

Sie hatte Angst, dass sich ihre Eltern bald scheiden ließen.

***

Als Britta am nächsten sonnigen, klirrend kalten Morgen an der Metzgerei vorbeiradelte, stieg ihr der würzige Geruch nach geräucherten Würstchen in die Nase. Britta war überrascht. Jeden Tag fuhr sie an der Metzgerei vorbei zur Schule, jeden Tag roch es angenehm nach Würstchen, aber heute war ihr der Duft zum ersten Mal als so intensiv und unwiderstehlich vorgekommen, dass sie an nichts anderes mehr denken konnte. Landjäger. Krakauer. Debreziner. Pfefferlinge. Britta war verblüfft, dass sie sich in Wurstsorten so gut auskannte. Dabei hatte sie sich noch nie viel aus Wurst gemacht. Hatte immer lieber Käse statt Salami gegessen. Lieber Gouda, Emmentaler, Camembert statt Mortadella, Schinken oder Cervelatwurst. Aber nun sehnte sich ihr Magen nach dem würzigen Duft, der sich in der geruchlosen kalten Winterluft ungehindert ausbreiten konnte. Das sehnsüchtige Ziehen in ihrem Magen rief kitschig schöne Bilder hervor, weckte alte, lang vergessene Erinnerungen. An die behaglichen Winterurlaube, die sie bis vor ein paar Jahren regelmäßig mit Benny und ihren Eltern im Schwarzwald verbracht hatte. An den urigen Bauernhof, auf dem sie jedes Mal im selben gemütlichen Gasthäuschen einquartiert waren. An die Katzen, die

Benny mit Leckereien vor den warmen Ofen gelockt hatte. An den zotteligen Esel, den Britta unbekümmert hatte streicheln können, damals, als sie noch nicht von einer Tierhaarallergie geplagt worden war. Britta fielen auch die vielen Ausflüge ein, die sie unternommen hatten: Waldwanderungen durch dichten, kniehohen Schnee. Waghalsige Schlittenfahrten an einem viel zu steilen Abhang. Spaziergänge durch kleine, malerische Örtchen, die nach Einbruch der Dunkelheit in vollem Weihnachtsschmuck erglänzten. In denen es abends nach frisch gebackenem Brot duftete und morgens nach geräucherten Würstchen. Britta dachte auch an die ungewohnten Abende ohne Fernseher, an denen sie stundenlang Rommee spielen konnten, bis Britta vor Aufregung ganz heiße Wangen bekam und Benny sich beleidigt in das Kinderzimmer verzog, weil er meinte, die Großen hätten ihn mal wieder übervorteilt. Sie dachte auch an die Schneeballschlacht, die sich Mama und Paps einmal geliefert hatten und die damit endete, dass sich ihre Eltern gegenseitig einseiften, bis ihre Haare vor lauter Schnee ganz nass waren. Damals hatten sie sich noch miteinander abgegeben, hatten noch Spaß miteinander gehabt. Jetzt saßen sie abends noch nicht mal mehr gemeinsam vor dem Fernseher.

Was war geschehen?

***

Gerne hätte Britta mit ihren Freundinnen über ihren Verdacht gesprochen. Zu gerne hätte sie Janine und Babette von dem Lippenstift erzählt, der sich noch immer wie ein schwarzer Peter bei ihr in der Jackentasche befand. Aber

Papsens Geheimnis hätte nicht nur auf ihren erfolgreichen Paps ein schlechtes Licht geworfen. Der Schatten wäre automatisch auf die ganze Familie gefallen.

Britta hatte Angst vor Babettes harter, schonungsloser Sprache: „Was? Dein Vater fickt 'ne andere?"

Ihr Paps fickte nicht. Er mochte Sex haben, mochte mit einer anderen schlafen, mit einer anderen ins Bett gehen. Aber er fickte nicht.

Britta hatte Angst, dass es in kürzester Zeit die ganze Schule wusste. Obwohl Babette und Janine bestimmt absolute Verschwiegenheit schwören würden: „Das bleibt unter uns. Großes Indianerehrenwort."

Gerne hätte Britta mit Mama über die ganze Sache gesprochen. Hätte ihr gerne vorsichtig ihren Verdacht zugeflüstert. Aber Mama hätte Paps bestimmt bloß nervös lachend in Schutz genommen: „Den Lippenstift wird Tante Tanja im Auto vergessen haben, als wir neulich zu Opa Horst und Oma Grit gefahren sind."

War das nicht schon ein bisschen zu lange her? Hätten Britta oder Mama ihn dann nicht schon viel früher gefunden? Trug Tante Tanja orangeroten Lippenstift? Nahm sie nicht eher dunklere, gedecktere Farben? Bräunliches Terrakottarot?

Und das Kondom?

„Es kann vorkommen, dass ich die Pille zu nehmen vergesse."

Britta fragte sich, ob Mama Paps offen zur Rede stellen würde.

Britta hätte auch ihrem Bruder gerne von dem Fund erzählt, von den orangeroten Flecken auf dem makellosen Bild ihres Vaters. Sie brauchte dringend einen Verbündeten, der in der gleichen Situation war wie sie: „Wenn Mama und Paps sich scheiden ließen, zu wem würdest du dann ziehen?"

Aber Benny hätte ihre Befürchtungen, seine Angst mit coolen Sprüchen zu zerstreuen versucht: „Voll geil, ey, unser Paps führt ein verruchtes Doppelleben. Hätte ich ihm gar nicht zugetraut."

Britta fragte sich, warum alle Lehrer sie als still bezeichneten, wenn ihre Gedanken doch so überlaut und aufdringlich waren.

***

Am Sonntag gegen Viertel nach eins klingelte Mark-Philipp bei Britta an der Tür. Sein Vater wartete im Wagen.

„Komm nicht so spät", hatte Britta geantwortet, als Mark-Philipp sie gefragt hatte, wann er sie abholen kommen sollte. „Von mir aus schon um eins. Wir essen früh."

„Ich esse später was auf der Messe", hatte Britta ihren Eltern erzählt. Paps hatte daraufhin verärgert die Stirn in Falten gelegt: „Kann man noch nicht mal mehr sonntags gemeinsam zu Mittag essen? Macht hier jetzt jeder, was er will?"

Musst du gerade sagen, hatte Britta gedacht und einen dicken, nach Tränen und Schleim schmeckenden Kloß im Hals gespürt.

Mark-Philipp bot ihr den Beifahrersitz an, aber Britta wollte sich lieber auf der Rückbank verkriechen, geschützt vor Herrn Eickhoffs amüsierten, neugierigen Blicken. Britta bekam vor Aufregung ganz schwitzige Hände und einen nervösen Schnupfen. Sie stellte sich vor: Mark-Philipp würde sie am Eingang der Motorshow sanft, aber bestimmt durch das Drehkreuz schieben. Seine Hand würde sie noch Minuten später auf ihrem Schulterblatt fühlen. Sie würde die aufgemotzten Autos bewundern und dabei Mark-Philipps bewundernden Blick auf ihrem schlanken Körper spüren, auf ihrem neuen 56-Kilo-Körper, auf ihrem locker sitzenden rot-schwarz-weiß karierten Rock. Auf ihren drallen, aber durchtrainierten Beinen. In einem günstigen Moment würden sie in ein Auto mit verdunkelten Scheiben klettern und sich lange und leidenschaftlich küssen. Dann würde Mark-Philipp seine Hand auf ihr Knie legen, auf die seidige, schwarze, schlank machende Strumpfhosenhaut, würde mit der Hand an ihrem Oberschenkel hochrutschen, höher, noch höher, unter den Saum ihres rot-schwarz-weiß karierten Rocks und sie würde …

„Hatschiiiiii!“

„Gesundheit“, sagten Mark-Philipp und sein Vater gleichzeitig, während Britta in ihrem Rucksack hektisch nach einem Taschentuch suchte.

„Haaatschiiii!“ Noch mal, noch heftiger. Ihre Nase kribbelte und kitzelte, die Flügel wurden rot und dick, ihre Augen begannen zu tränen.

„Ich muss mich gestern beim Schwimmen erkältet haben“, entschuldigte sich Britta, während sie die Wimperntusche zu retten versuchte. Aber immer neues Wasser trat ihr in die Augen, trat über die Ufer, überschwemmte die Lider. Mark-Philipp sah sie besorgt und hilflos an: „Brauchst du noch ein Taschentuch?"

Ihr Gaumen fing an zu kratzen und zu jucken, der Rachenraum schwoll bedrohlich an, das Atmen fiel ihr auf einmal schwer. Verlegen tastete Britta in der Seitentasche ihres Rucksacks nach dem Asthmaspray und inhalierte zweimal tief und fest. Mark-Philipps Vater kam ein Verdacht: „Du bist nicht zufällig gegen Tierhaare allergisch?"

„Doch", antwortete Britta vorsichtig. Nicht zu viel sagen, dachte sie. Vielleicht wünschte sich Herr Eickhoff für seinen Sohn eine weniger kränkliche, lebenstauglichere Frau.

„Zufällig gegen Pferde?", fragte er weiter. Britta nickte beklommen.

„Hab ich mir gedacht", sagte Mark-Philipps Vater zufrieden. „Bei Eva-Lottas Freundin Nicole habe ich neulich genau das Gleiche erlebt."

„Eva-Lotta reitet", klärte Mark-Philipp sie auf. „Meine Mutter bringt sie mit diesem Auto immer in den Stall."

Das erklärte einiges. Das bedeutete, dass sie in einem mit Pferdehaaren verseuchten Auto saß und keine Chance hatte, ihren Feinden zu entkommen.

„Sollen wir umkehren?", fragte Herr Eickhoff zögernd.

„Nein!", rief Britta entschieden. Auf diesen Nachmittag hatte sie sich doch so gefreut. Aber es hatte keinen Sinn. Die Nase schwoll zu, der Gaumen juckte zum Verrücktwerden, ihr Kopf verlor jedes Interesse an Mark-Philipps schönen Augen, an seinen gefühlvollen Händen.

Britta gab auf.

Ihr war schlecht und sie war müde. Herr Eickhoff brachte sie vorsorglich nach Hause.

„Geh mit deinem Vater auf die Messe", sagte Britta näselnd, als Mark-Philipp sie bis zur Haustür begleitete.

„Wenn du nichts dagegen hast", erwiderte Mark-Philipp. Seine Stimme klang zerknirscht.

Natürlich hatte sie was dagegen. Selbstverständlich wäre sie lieber selber zur Motorshow gefahren. Aber irgendeiner, irgendetwas schien ihr das nicht zu gönnen. Irgendeiner, irgendetwas schien ihre Pläne immer wieder zu durchkreuzen. Irgendeiner, irgendetwas schien Spaß daran zu haben, ihr immer und überall ein Bein zu stellen.

„Schon okay", sagte Britta und floh schniefend und hustend ins Haus.

***

Am Nachmittag ging es Britta wieder besser. Nase, Gaumen, Ohren waren abgeschwollen, die juckenden Augen hatte sie mit kalten Löffeln aus dem Eisfach beruhigt. Niemand hatte sich gewundert, als sie plötzlich nach so kurzer Zeit schon zurück war. Niemand hatte sie ernst genommen, als sie fiepsend und röchelnd behauptete: „Ich hätte ersticken können."

Paps war wie gewohnt joggen gegangen, Benny hatte sich mit Patrick in seinem Zimmer verbarrikadiert, und Mama hatte die Einladung zum Kaffee bei Frau Theurig nicht abgesagt: „Wenn was ist, die Nummer steht im Adressbuch."

„Ich hätte sterben können", hatte Britta ihrem Bruder noch mal klarzumachen versucht, als der kurz aus seiner Höhle gekrochen kam, um sich und Patrick etwas zu trinken zu holen.

„Biste aber nicht", hatte Benny daraufhin genervt festgestellt und mit einem gequälten „leider" die Zimmertür zugezogen.

Britta war verärgert. Traurig, enttäuscht und verärgert. Merkte es ihre Familie eigentlich noch? Peilten sie überhaupt die Lage? Sahen sie noch die Zusammenhänge oder machte sich jeder nur etwas vor? Weil es bequemer war? Weil sie keine Lust auf die Probleme anderer hatten?

„Kümmer du dich um du dich" war früher Opa Horsts Lieblingsspruch gewesen, den Paps, sein Sohn, anscheinend mustergültig übernommen hatte.

Warum hatten Mama und Paps Kinder in die Welt gesetzt, wenn sie sich nicht um ihr Wohlergehen sorgten? Wenn es ihnen scheißegal war, ob es ihnen gut ging oder nicht? Wenn es ihnen nur um Leistung ging, darum, dass sie so schnell wie möglich erwachsen wurden: „Kannst du das noch nicht alleine? Das musst du dann aber schleunigst lernen. Du bist doch schon so groß." – „Dabei kann ich dir nicht mehr helfen. Das müsstest du doch längst alleine können. Sag mal, wie alt bist du eigentlich?" – „Was? Du willst noch ins Bett gebracht werden? Das ist ja richtig peinlich. Du bist doch kein Baby mehr."

Aber Britta war nicht groß. Manchmal fühlte sie sich wieder ganz klein und hilflos, so wie damals in der Grundschule, als ihr die Welt riesengroß und der

Schulweg endlos lang vorgekommen war. Dabei lag die Grundschule gerade mal zwei Straßenecken von ihrem Haus entfernt.

Manchmal wollte sie die Zeit gerne ein paar Jahre zurückdrehen, zum Beispiel bis zu jenem heißen Sommer, in dem sie die Polypen herausoperiert bekommen hatte und sie vor lauter Schmerzen kaum schlucken konnte und Mama ihr ein weiches, kuscheliges Lager auf dem Sofa gebaut hatte und sie dann den ganzen Tag lang fernsehen durfte.

Mittlerweile allerdings schien Mama Brittas Krankheiten persönlich zu nehmen, als arglistige, vorsätzliche Täuschung zu empfinden, bestenfalls als lästiges Ärgernis.

„Selber schuld", nörgelte sie jedes Mal. „Warum willst du auch nie eine Zinktablette nehmen? Ich sag dir, seit ich jeden Tag eine Zinktablette schlucke, bin ich nie mehr krank."

Selber schuld! Deshalb erwarte bloß kein Mitleid! Deshalb konnte sie auch ruhig mit dicker Erkältung in die Schule gehen, damit sie Mamas Ruhe am Vormittag nicht störte. Damit sich Mama ohne Gewissensbisse noch mal ins Bett legen konnte: „Ich bin sonst nicht zu gebrauchen."

Nachdenklich betrachtete Britta das nasse Laub im Garten, die gelben Blätter auf der grünen Wiese. Schon wieder Herbst. Schon wieder ein halbes Jahr Kälte und Dunkelheit. Und mit jedem Herbst, mit jedem Laubfall wurde sie ein Jahr älter, entfernte sie sich weiter von dem kleinen, schutzbedürftigen Baby, das sie einmal gewesen war. Mit jedem Wintereinbruch würde sie immer mehr selber können, würden Mama und Paps immer mehr von ihr erwarten.

Britta fühlte sich allein. Sehnsüchtig dachte sie an Mark-Philipps Hand, stellte sich vor, wie er ihr zärtlich über den Arm strich, wie er ihr liebevoll über die Wange streichelte.

„Ich liebe dich“, dachte Britta verzweifelt und sah zur gleichen Zeit ihren keuchenden Paps durchs nasse Laub laufen, über Pfützen springen, auf Hundehaufen treten. Unter einer Weide hielt er an und drückte seine junge Begleiterin an den Baum, strich ihr eine nasse Haarsträhne aus dem erhitzten Gesicht, fuhr ihr erregt mit dem Finger über die vollen orangeroten Lippen.

„Ich liebe dich“, hauchte er voller Begehren und schob eine Hand unter ihre verschwitzte Sweatjacke, suchte ihre festen, sportlichen Brüste.

„Und deine Frau? Und deine Kinder?“, fragte die Lippenstiftfrau vorsichtig und stieß Paps ein wenig von sich. Paps schnaufte ungeduldig.

„Was fängst du jetzt von denen an? Die sind doch völlig unwichtig.“

Von wegen unwichtig, dachte Britta wütend und traurig und trotzig zugleich und malte mit dem Lippenstift einen unförmigen, matschigen Hundehaufen auf den Badezimmerspiegel.

„Wir sind tausendmal wichtiger als diese eingebildete, egoistische Schlampe.“

Britta legte den Lippenstift in Papsens Kulturtasche gleich neben das Kondom. Sollte Paps ruhig merken, dass sie Bescheid wussten, dass er sie nicht für dumm verkaufen konnte. Aber dann kamen ihr Zweifel. Und mit den

Zweifeln kam die Angst. Dass Paps sich durch ihr Wissen in die Enge getrieben, zu einer Entscheidung gedrängt fühlen könnte. Dass diese Entscheidung gegen Mama, Benny und Britta ausfallen könnte. Sie hatte Angst, dass Paps die Scheidung einreichte.

Dann lieber so, dachte sie. Lieber wollte sie mit einem schleimigen Kloß im Hals Papsens Geheimnis für sich behalten, als ihn mit schmerzendem Herzen und leerer Seele an eine fremde Frau, an ein anderes Leben zu verlieren.

Mit reichlich Glasreiniger und Küchenpapier wischte sie den orangeroten Fleck vom Spiegel. Den Lippenstift vergrub sie zwischen den Steinen eines alten 500er Puzzles. Die Kiste schob sie zurück in die hinterste Ecke ihres Kleiderschranks.

***

Am Abend klingelte das Telefon. Es war Mark-Philipp.

„Wie geht es dir?", wollte er wissen. Brittas Herz saugte seine Anteilnahme gierig auf wie ein ausgetrockneter Schwamm.

„Alles im grünen Bereich", versicherte Britta.

„Warum hast du nur nie was von deiner Pferdeallergie erzählt?" Leichter Vorwurf in seiner Stimme.

„Hat sich halt nie ergeben", antwortete Britta gereizt. Was sollte diese Frage? Wieso sollte sie ihm was von ihrer Pferdeallergie erzählen? Gab er nun etwa ihr die Schuld an dem verpatzten Nachmittag?

„Wie war's denn auf der Messe?", fragte sie, um dem Gespräch eine andere Wendung zu geben.

„Supergeil", antwortete Mark-Philipp begeistert. „Was

manche Leute mit ihren Autos anstellen, ist schon unglaublich."

„Hat es deinem Vater auch gefallen?"

„Und wie!", stieß er aus. Dann schienen ihn Gewissensbisse zu plagen. „Tut mir echt Leid, dass du nicht mitkommen konntest. Aber ich wusste schließlich nicht, dass du gegen Pferde allergisch bist."

„Schon gut", erwiderte Britta knapp. Das Thema hatten sie jetzt zur Genüge durchgekaut.

„Ich werd mich auf alle Fälle revanchieren", versprach Mark-Philipp. „Mein Vater wollte dir als Dankeschön einen Hamburger spendieren."

Brittas Bauch zog sich erschreckt zusammen. Ein Hamburger hatte 255 Kalorien. Aber Mark-Philipp hatte schöne, gefühlvolle Hände und warme, zimtbraune Augen. Britta tat erfreut.

„Das wäre klasse." In Gedanken begann sie bereits auf der Stelle zu joggen. Um 255 Kalorien abzutrainieren, musste sie 20 Minuten joggen oder eine Stunde Gymnastik machen. Oder 28 Minuten sportlich Fahrrad fahren. Oder 24 Minuten brustschwimmen. Oder acht Minuten schwimmen, neun Minuten Rad fahren und 20 Minuten Gymnastik machen.

„Wir können ja morgen in der Schule einen Termin ausmachen", schlug Mark-Philipp vor.

Termin ausmachen, dachte Britta verächtlich. Das klang so nach Arztbesuch. Nach wohl oder übel. Nach Pflichterfüllung. Machen wir schnell einen Termin, dann haben wir es weg. Britta schluckte ihre Verärgerung hinunter.

„Alles klar", sagte sie so fröhlich sie konnte. „Bis morgen dann."

***

„Mama, die Batterien in der Waage haben soeben den Geist aufgegeben."

„Ist gut, ich geh gleich mal in der Garage nach Ersatzbatterien suchen."

„Hab ich schon, aber ich finde keine."

„Dann müssen wir bei Gelegenheit neue kaufen. Schreib's mal auf die Einkaufsliste."

„Mama, hast du an die Batterien gedacht?"

„Die hatten keine passenden bei Kaufland. – Ich bring welche mit, wenn ich das nächste Mal in die Stadt gehe."

„Könnte es nicht bei OBI passende Batterien geben?"

„Was soll ich denn wegen zweier blöder Batterien zu OBI rennen? Also, Britta, langsam nervst du mich."

„Britta, Benny, ich fahre heute Nachmittag in die Stadt. Soll ich euch was mitbringen? Benny?"

„Ein paar CD-Rohlinge wären nicht schlecht."

„Ich guck mal. Und dir, Britta?"

„Ich brauche eigentlich nichts. Aber denkst du bitte an die Batterien für die Waage?"

„Waage, Waage! Mann, du machst mich ganz verrückt mit deiner Waage. Sooo wichtig ist die Waage ja nun auch nicht."

Doch! Sie war wichtig! Ihre ganze gute Laune hing von der Zahl auf der Waage ab. Aber jetzt zeigte sie seit über einer Woche schon *ERROR* an. Am Anfang hatte sie sich lange im Spiegel gemustert, hatte sich kritisch von allen

Seiten begutachtet, um anhand ihrer Körperformen das Gewicht abschätzen zu können. Aber sie wusste aus Erfahrung, dass das nicht so einfach war. Einmal hatte sie ihr pausbackiges Babyface im Spiegel gesehen und mit einer Gewichtszunahme von mindestens einem Kilo gerechnet. Tatsächlich hatte sie dann sogar ein halbes Kilo weniger gewogen als noch am Vortag. Ein andermal hatte sie frühmorgens im Bett ihre Hand über ihre Beckenknochen gleiten lassen und erfreulich wenige hervorquellende Fettribbel gefühlt. Mindestens ein halbes Kilo weniger, hatte sie aufgeregt gedacht. Aber die Waage schien noch andere versteckte Fettpolster aufgespürt zu haben. Sie zeigte 300 erschreckende Gramm mehr an.

Von wegen, die Waage war nicht wichtig. Sie war sogar sehr wichtig. Überlebenswichtig. Dieses ungefähre Raten und Abschätzen und Glauben und Meinen machte sie ganz kribbelig. Sie wollte Kontrolle, brauchte Sicherheit.

„Also schön", lenkte Mama schließlich ein, „ich bringe dir die Batterien mit, wenn dein Seelenfrieden davon abhängt. Aber nur, wenn du mir versprichst, dass du dann abends wieder mit uns am Tisch sitzt. Und eine Kleinigkeit isst. Du hast doch jetzt genug abgenommen. Und von einer Scheibe Brot oder einem Jogurt nimmt man nicht gleich wieder zu."

Hatte Mama eine Ahnung! Im Fernsehen war neulich eine Talkshow gelaufen, in der es um Schönheitskulte ging. Dort war eine Fitnesstrainerin aufgetreten, die für ihre 43 Jahre echt gut aussah. Die durchtrainiert und schlank, vielleicht ein wenig zu braun gebrannt, ein wenig zu blond gefärbt war, die aber sonst vor Energie nur so strotzte, dass sie kaum ruhig auf der Stelle stehen konnte.

„Vergesst alle Diäten“, hatte sie mit großer Autorität in der Stimme verkündet. „Esst alles, was ihr wollt. Nur nach 17 Uhr abends nichts mehr. Gar nichts mehr. Auch keine kalorienhaltigen Getränke. Nur noch Wasser oder Tee. Weil die Nahrung sonst nicht mehr verdaut wird und die ganze Nacht schwer im Magen liegt.“

Das hatte Britta eingeleuchtet. War ihr sogar sehr gelegen gekommen. Denn ihr Magen hatte jetzt morgens immer einen solchen Kohldampf, dass sie ihn kaum mit einem halben Brötchen zufrieden stellen konnte. In der Schule konnte sie sich schlecht konzentrieren, weil sie ständig von seinen kneifenden Protesten abgelenkt wurde. Wenn sie nach 17 Uhr nichts mehr essen durfte, würde sie die Kalorienmenge, die sie sich bisher für das Abendessen aufgespart hatte, schon am Morgen essen können. Dann würde sie der Heißhunger nicht schon am Vormittag überfallen, sondern frühestens am Nachmittag. Und dann könnte sie ihren fordernden Magen vielleicht noch eine Weile mit einem zuckerfreien Kaugummi hinhalten. Und mit ganz viel Sprudelwasser täuschen. Sie musste einfach durchhalten. Es war ja nur noch für kurze Zeit. Wenn sie 55 Kilo wöge, 55,0 Kilo, wäre sie ja schon zufrieden. Damit würde sie schon ganz erträglich leben können. Dann würde sie wieder normal essen und sich sogar die eine oder andere Süßigkeit gönnen können. Aber nicht mit 55,5. Oder wie viel sie jetzt mittlerweile wiegen mochte. Hoffentlich hatte sie in dieser Woche ohne Waage nicht zugenommen. Immerhin hatte sie, um sicherzugehen, so wenige Kalorien zu sich genommen wie nur möglich. Eine böse Überraschung wie in Othis wollte sie nicht noch einmal erleben. Vielleicht also hatte sie sogar noch ein paar entscheidende Gramm abgenommen. Oh, Mann, wann kam Mama endlich aus der Stadt zurück? Diese Ungewissheit war ja kaum zum Aushalten.

***

Britta sah auf die Uhr. Schon zehn nach drei. Ungeduldig trat sie von einem Bein auf das andere, wanderte zum wiederholten Male auf der belebten Einkaufsstraße hin und her, hielt suchend Ausschau nach Mark-Philipp. Um drei Uhr vor McDonald's, hatte sie mit ihm vereinbart. Gegenüber von Kaufhof. Oder konnte er den McDonald's in der Altstadt gemeint haben? Plötzlich wurde sie unsicher. Immer wieder hatten sie das Treffen verschieben müssen, jedes Mal war irgendetwas Wichtiges dazwischengekommen: die vielen Klassenarbeiten, die Proben für die vorweihnachtlichen Ballettaufführungen, Mark-Philipps Fußballtraining und die Klassifikationsspiele. Aber jetzt hatte es endlich geklappt und Britta war vor Aufregung ganz zittrig, hatte den ganzen Tag noch nichts gegessen.

Zwanzig nach drei. Allmählich wurde Britta unruhig.

„Wie wär's um fünf?", hatte Mark-Philipp zunächst als Zeitpunkt vorgeschlagen. Aber nach fünf durfte Britta nichts mehr essen, deshalb versuchte sie das Treffen etwas nach vorne zu schieben: „Warum nicht gleich nach der Schule?"

Mark-Philipp hatte gezögert.

„Besser um drei", hatte er gemeint. Britta hatte erleichtert zugestimmt. Aber jetzt wurde sie skeptisch. Warum erst um drei? Warum ursprünglich um fünf? Was hatte er denn noch so Wichtiges vor? Was war wichtiger als das Treffen mit ihr? Was war so wichtig, dass er zu ihrem Treffen zwanzig Minuten zu spät kam? 25 Minuten? Eine halbe Stunde? Katharinas mitleidig grinsendes Gesicht tauchte in ihren Gedanken auf. Schnell verdrängte sie es wieder. Aber dann sah sie plötzlich wieder den Briefumschlag auf dem Boden ihres Klassenraums liegen, gleich neben Mark-Philipps Pult. Automatisch hatte Britta ihn aufgehoben, erstaunt hatte sie innegehalten, weil ihr die Schrift, der Absender so bekannt vorgekommen waren: Isabelle Sauvegrain. Was hatte ihr Brief neben Mark-Philipps Pult verloren? Isabelle hatte ihr neulich ein paar Fotos geschickt: Britta mit Isabelle, Caroline und Sara vor dem tristen Schulgebäude. Britta neben Léon. Britta mit Roquette auf dem Kopf. Britta mit Babette und Fabienne vor dem Eiffelturm. Mit Isabelle, Mark-Philipp und Thierry auf der kleinen Kirmes von Othis. Das Bild mit Mark-Philipp hatte sie lange wie einen wertvollen Schatz in den Händen gehalten. Hatte es schließlich neben die Degas-Postkarten und Ballettfotos und Schlüsselanhänger und Kinokarten an ihre Pinnwand geheftet. Was war denn schon dabei? Eine harmlose Erinnerung an ihre Fahrt nach Paris. Nichts weiter. Nichts worüber Benny ablästern könnte. Die anderen Fotos hatte sie zusammen mit Isabelles Grüßen im Umschlag gelassen und fein säuberlich in den mit Geschenkpapier beklebten Schuhkarton zu ihren anderen Erinnerungen gelegt: Einladungskarten aus der Grundschulzeit, Glückwunschkarten zur Kommunion, zum Geburtstag. Briefe von ihrer Brieffreundin aus Mülheim an der Ruhr. Krakelige Buntstiftzeichnungen ihrer kleinen Cousine Emily.

Sie war sich absolut sicher, dass sie den Brief in den Schuhkarton gelegt hatte. Was also machte er auf dem Boden des Klassenzimmers? Verwirrt hatte ihn Britta zu ihrem Platz zurücktragen wollen, als ihr Blick plötzlich auf die Anschrift gefallen war: M. Mark-Philipp Eickhoff. Es war seltsam, Mark-Philipps Namen in Isabelles verschnörkelter Handschrift geschrieben zu sehen. Es dauerte lange, bis sie kapierte. Dieser Brief war gar nicht ihrer. Dieser Brief war gar nicht für sie. Sondern für Mark-Philipp. Von Isabelle. Von *ihrer* Austauschpartnerin Isabelle. Was hatte Isabelle mit Mark-Philipp zu schaffen? Hatten die beiden ein Geheimnis? Hatte sich Isabelle in Mark-Philipp verliebt? Wusste Mark-Philipp davon? Beruhte es auf Gegenseitigkeit? Warum hatte sie ihr nie etwas davon erzählt? Sie waren doch Schicksalsgenossinnen, hatten im selben Haus gelebt, im selben Zimmer geschlafen.

Eilig hatte Britta den Brief unter Mark-Philipps Mäppchen geschoben. Hatte sich verlegen umgeschaut. Niemand schien sie beobachtet zu haben. Traurig war sie wieder zu ihrem Platz geschlichen. Nun hatte sie es schwarz auf weiß. Sie war nicht die Einzige, die in Mark-Philipp verknallt war. Die Mark-Philipps Hände auf ihrem Körper spüren wollte. Sie war eine von vielen. Warum sollte sich Mark-Philipp unter all seinen Verehrerinnen ausgerechnet sie aussuchen? Was hatte sie, das sie aus der Masse der schmachtenden Mädchen heraushob? Was machte sie zu etwas Besonderem? Sie dachte an Katharinas tolle lange Haare, an Isabelles große, leuchtend blaue Augen mit den dichten, dunklen Wimpern. Was hatte sie zu bieten? Ihr fiel absolut nichts ein.

***

„Entschuldige, ich bin aufgehalten worden."

Mark-Philipp sah nicht allzu abgehetzt aus. Er erklärte nicht, wer oder was ihn eine halbe Stunde lang aufgehalten hatte. Und Britta fragte nicht nach. Ihr verliebtes Herz hatte ihm längst verziehen.

„Was willst du essen?", erkundigte sich Mark-Philipp und studierte bereits die riesige Speisekarte über der Theke. Britta überlegte, was von all den Sachen bei McDonald's wohl am wenigsten Kalorien hatte. Ein Salat, nahm sie an. Aber Britta verabscheute Salat, die widerspenstigen Blätter in ihrem Mund, die sich einfach nicht hinunterschlucken lassen wollten. Da konnte sie ja gleich an einem Baum nagen. Also vielleicht doch ein Hamburger? Den hatte sie die ganze Nacht vor sich gesehen, appetitlich, unwiderstehlich zurechtgemacht wie in der Werbung. Den hatte sie sich nach all den harten Diätwochen auch redlich verdient. 54,2. Selbst wenn sie den ganzen Hamburger aufäße, würde sie die 55-Kilo-Schallmauer nicht durchbrechen. Von einem Hamburger konnte man kein ganzes Kilo zunehmen. Oder?

„Schlag ruhig zu", strahlte Mark-Philipp sie an. „Mein Vater bezahlt ja."

Aber Britta blieb hart. Schüttelte eisern den Kopf, als Mark-Philipp ihr noch eine große Portion Pommes aufzuschwatzen versuchte. Eine mittelgroße. Eine kleine. Hob abwehrend die Hände, als er ihr mit süßen Nachspeisen den Mund wässrig zu machen versuchte. Eine Apfeltasche. Ein McFlurry. Ein McSundae.

„Wenn wir noch länger rumdiskutieren, wird dein Big Mäc kalt“, sagte Britta schließlich. Das sah Mark-Philipp ein.

„Wer nicht will, der hat schon“, antwortete er achselzuckend und steuerte mit seinem Tablett einen engen Zweiertisch an. Britta tapste folgsam hinterher. Bedächtig wickelte Britta ihren Hamburger aus. Trank einen großen Schluck Mineralwasser. Genüsslich machte sich Mark-Philipp über seinen Big Mäc her. Tauchte eine knusprige, goldbraune Pommes in seine doppelte Portion Ketschup.

„Willst du auch eine?“, fragte er freundlich, aber Britta schüttelte wieder den Kopf.

„Ein Hamburger reicht völlig“, versicherte sie und öffnete das weiche Brötchen. Nahm Tomaten- und Gurkenscheibe herunter. Tupfte mit ihrer Serviette das überschüssige Fett vom Fleisch. Legte Tomate und Gurke wieder darauf, klappte das Brötchen zu. Entschied sich in letzter Sekunde anders, fand, dass eine Weißbrothälfte mehr als genug war, dass es sogar viel besser schmeckte mit weniger Brot. Biss einmal vorsichtig von ihrem Hamburger ab, gerade so, dass sie alles zwischen den Zähnen hatte: Tomate, Gurke, Fleisch und Ketschupbrötchen. Wenn schon Kalorien, dann sollten sie auch schmecken. Sie kaute lange und gründlich, mindestens zwanzigmal, bevor sie den Bissen hinunterschluckte. So konnte die Nahrung im Magen schneller verdaut werden. Sie legte den Hamburger zurück aufs Tablett. Trank einen großen Schluck Mineralwasser. Viele Pausen einlegen, dann erreichte das Sättigungsgefühl schneller das Hungerzentrum im Gehirn und man aß nicht mehr als nötig.

„Schmeckt dir der Hamburger nicht?“, fragte Mark-Philipp skeptisch.

Ertappt zuckte Britta zusammen.

„Doch – und wie“, entgegnete sie. „Ich bin nur noch so satt vom Mittagessen.“

Mark-Philipp sah sie durchdringend an. Britta konnte seine Gedanken fast hören: „Wieso isst du überhaupt zu Mittag, wenn du weißt, dass du zwei Stunden später zum Hamburgeressen eingeladen bist?“

Er hatte Recht. Und in Wirklichkeit hatte sie ja auch noch gar nicht zu Mittag gegessen: „Ich geh doch gleich zu McDonald's, Mama“. Aber ein einfacher Hamburger hatte schon 255 Kalorien. Die konnte sie sich unmöglich alle auf einmal einverleiben. Zwei Bissen waren genug. Für ihren schwerfällig arbeitenden Magen waren zwei Bissen hundertprozentig genug.

„Sag mal, musst du fürs Ballett eigentlich eine bestimmte Diät einhalten?“, fragte Mark-Philipp später auf dem Weg ins „Grüne Pferd“, wo sie noch eine Runde flippern wollten. Britta wurde misstrauisch.

„Nein, wieso? Sehe ich aus, als hätte ich das nötig?“ Der Ton in ihrer Stimme war schärfer als beabsichtigt. Mark-Philipp ging sofort in die Defensive.

„Nein. Im Gegenteil. Ich finde, du bist absolut okay so, wie du bist. Du bist … ähm … deine Figur ist meiner Meinung nach genau richtig.“

Wenn Mark-Philipp auf dicke Titten stand, auf „Frauen zum Anfassen“, dann konnte „genau richtig“ nur eins bedeuten: zu dick! Zu dick für Britta, die nicht aussehen wollte wie ein Pornostar. Die lieber aussehen wollte wie eine schlanke, flachbrüstige, durchtrainierte Balletttänzerin. „Genau richtig“ für Mark-Philipp bedeutete eben *nicht:* genau richtig. Nicht für Britta. Nicht für eine Welt, in der sich die Berühmten und Erfolgreichen an anderen Maßstäben orientierten.

Britta stand vor dem Flipper. Machte sich bereit für ihre letzte Kugel. Sie lag leicht im Rückstand. Mark-Philipp hatte schon alle drei Kugeln gespielt. Jetzt ging es um den Sieg.

„Was hast du denn da?“, wollte Mark-Philipp plötzlich wissen, nachdem sie voller Eifer ihre Shirt-Ärmel hochgekrempelt hatte. Er zeigte auf eine lange, dünne Vertiefung in ihrer Haut, direkt unter der rechten Armbeuge. Britta war verblüfft. Sie sah diese Furche zum ersten Mal. Britta ahnte, dass Mark-Philipp eine Narbe vermutete, hinter der sich eine spannende Geschichte verbarg, eine Messerstecherei mit ihrem Bruder oder irgendeine heldenhafte Tat: die tapfere Abwehr von Einbrechern, die Verteidigung eines kleinen, wehrlosen Kindes. Aber so etwas hätte Britta niemals fertig gebracht. Von solchen Heldentaten konnte sie nur träumen. Mit solchen Erlebnissen würde sie sich niemals in ihrem Leben brüsten können.

Britta sah genau, woher die Vertiefung stammte. Eine Fettfalte, die sich bildete, wenn die Arme zu drall waren, wenn sich irgendwann einmal zu viel Speck angesammelt hatte.

Britta tat ahnungslos. Zuckte abwehrend mit den Schultern.

„Ich weiß auch nicht, was das ist. Hatte ich, glaube ich, schon immer."

Sicherheitshalber krempelte sie die Ärmel ihres Shirts wieder herunter. Schoss die silberne Kugel so gerade eben ins Spiel. Ohne Kraft. Ohne Schwung. Ihr rechter Arm war wie gelähmt.

Die roten Neonzahlen rotierten. Schon 2.970.000 Punkte. Damit hatte sie Mark-Philipp längst besiegt. Aber sie war noch nicht fertig. Kam gerade erst so richtig in Fahrt. Hatte nun schon zum fünften Mal in Folge das Loch in der oberen Ecke getroffen. Die Punktanzeige ratterte, das Gerät gratulierte mit lauter, plärrender Elektronikmusik und zeigte mit großen, blinkenden Buchstaben BONUS an. Daraufhin senkte sich die Brücke herab und gab die obere Rennstrecke frei, die noch mal viele, viele Extrapunkte bringen konnte. Britta spürte ihre Wangen heiß werden. Mit aller Kraft stemmte sie sich gegen den Automaten, drückte, klickte, rüttelte. Half mit schiebenden, stoßenden Bewegungen des Beckens nach. Irgendwann bekam Mark-Philipp neben ihr einen heiseren Lachanfall.

„Also ehrlich, so wie dich habe ich noch niemanden am Flipper stehen sehen. Die meisten benutzen nur ihre beiden Daumen. Aber du spielst mit vollem Körpereinsatz."

Britta nahm den Blick nicht von der Kugel. Schoss sie noch einmal auf die obere Rennbahn, versenkte sie sofort danach in ein kurzzeitig geöffnetes Loch.

„Ist doch egal, wie ich spiele", fauchte sie gereizt. „Hauptsache, ich gewinne."

Mark-Philipp lachte noch immer, jetzt versöhnlicher.

„Das war doch nicht als Kritik gemeint. Es sieht halt nur witzig aus."

Britta verzog ihren Mund zu einer spitzen Schnute. Von wegen absolut okay. Von wegen genau richtig. Sie war nicht okay, nicht genau richtig. Sie hatte merkwürdige Makel in der Haut, bewegte sich seltsam. Nur das schien Mark-Philipp an ihr aufgefallen zu sein. Nicht ihre langen, welligen Haare. Nicht das blasse Blau ihrer Augen. Nicht die längliche Form ihrer Fingernägel. Er sah nur, was *nicht* in Ordnung war.

Britta war verletzt. Wütend prügelte sie auf die seitlichen Knöpfe ein, knallte die blank polierte Kugel sinnlos gegen die Bande. Vergeblich versuchte sie ins Spiel zurückzufinden. Der magische Rhythmus war durchbrochen, die perfekte Harmonie zwischen ihr und der Kugel zerstört. Ohne noch ein einziges Mal die Spitzen der Wurfhebel zu berühren, sauste die Kugel in den Abgrund.

„Ich muss los", sagte Britta, als ihnen der Flipper kein Freispiel mehr geschenkt hatte.

„Jetzt schon?", fragte Mark-Philipp. Es klang ehrlich enttäuscht. „Es fing doch gerade an, spannend zu werden. Außerdem schuldest du mir noch eine Revanche. Was hast du denn noch so Wichtiges vor?"

Britta lächelte geheimnisvoll. Hoffte zumindest, dass es geheimnisvoll aussah und nicht einfach nur blöd.

„Tja", sagte sie vage, „das möchtest du jetzt gerne wissen, was?"

Eilig schlüpfte sie in ihre Jacke. Sie hatte nicht wirklich etwas Wichtiges vor. Wollte nur noch mal die Vokabeln wiederholen für den Lateinvokabeltest am nächsten

Morgen. Und dabei die Kalorien des Hamburgers abtrainieren. Noch immer lagen sie ihr schwer und fett im Magen.

Geschieht ihm ganz recht, dachte Britta mit Genugtuung, als sie sich auf den Rückweg zu ihren Rädern machten. Sollte er sich ruhig ein paar Fragen stellen. Mochte er ruhig ein bisschen eifersüchtig werden. Er hatte ihr nicht verraten, warum er zu spät am Treffpunkt erschienen war, und sie würde ihm nicht verraten, warum sie so früh abhauen wollte. Jetzt waren sie wenigstens quitt.

***

Britta hatte die Entdeckung ihres Lebens gemacht. Als sie im Keller nach dem Adventskranz suchte, fiel ihr Mamas alter Hometrainer ins Auge. Umständlich quetschte sie sich in die staubige, vor Spinnen nur so wimmelnde Ecke und setzte sich auf den breiten, hohen Sattel. Trat testend in die Pedale. Es quietschte und knarzte, aber die Anzeige sprang sofort an: 0000 Zeit, 0000 Entfernung, 0000 Geschwindigkeit, 0000 Kalorien. Britta war wie elektrisiert. Endlich hatte sie eine Möglichkeit gefunden, wie sie ihren Kalorienverbrauch sichtbar machen konnte. Kein kompliziertes Herumgerechne mehr, sondern nach jeder strampelnden Bewegung ihrer Beine eine mühelos ablesbare Zahl.

„Mama“, fragte sie deshalb zögernd, während Mama den Adventskranzrohling mit frischem, duftendem Tannengrün und Draht umwickelte. „Brauchst du eigentlich das alte Fitnessfahrrad noch?“

Mama sah sie lauernd an.

„Das funktioniert doch gar nicht mehr“, sagte sie unwirsch.

„Kann ich es trotzdem haben?“, bettelte Britta und ärgerte sich, dass ihre Stimme so winselnd, so unterwürfig klang. Britta sah, wie sich etwas in Mama aufbäumte, wie etwas protestierte, das ganz und gar nicht damit einverstanden war. Aber dann fiel die Riesenwelle lautlos in sich zusammen: „Mach, was du willst.“

Am Abend bat Britta Paps, ihr zu helfen, das schwere Ding aus dem Keller in ihr kleines Zimmer hinaufzutragen. Danach entstaubte Britta das Gestänge, Paps besah sich die Mechanik.

„Der Pulsmesser fehlt ja“, stellte er fest.

„Das ist egal“, sagte Britta fröhlich. Ihr Herz, ihr Blutdruck waren ihr völlig egal. Hauptsache, sie konnte jetzt sehen, wie viele Kalorien ihr Körper beim Radfahren auf der Stelle verbrannte.

***

„Britta, hast du abgenommen?“

Hektisch tänzelte ihr Ballettlehrer Herr Kubajka, ehemaliger Solotänzer des russischen Bolschoitheaters, um sie herum. Britta fing vor Freude an zu glühen. Endlich war es jemandem aufgefallen.

„Ein bisschen“, antwortete Britta. Den Stolz konnte sie nicht ganz unterdrücken. Ehrfürchtig betrachtete sie sich in der blank geputzten Spiegelwand. Ihr Gesicht war eindeutig schmaler geworden, sah nun viel erwachsener aus. Das gelbe Tüllkleid, das sie in zwei Wochen bei der ersten Aufführung in der Anne-Frank-Grundschule tragen sollte, bauschte sich nicht mehr ganz so wulstig über ihre Hüften. Die Brüste zeichneten sich nicht mehr ganz so aufreizend ab wie noch bei der letzten Kostümprobe im Sommer. Britta fing an zu schweben. Spürte das Kratzen der großen Tüllmanschetten an ihren Oberarmen nicht mehr, nicht die schmerzhaft eingezwängten großen Zehen in ihren harten Spitzenschuhen. Sah nur die meterlangen Bahnen aus Tüll, die duftig ihre dicken Beine umspielten. Sah die kleinen rostroten und olivgrünen Blumen, die dem Kleid eine herbstliche Note verleihen sollten. Schließlich tanzte sie einen Herbsttanz. Sie würde sich drehen, wirbeln, schaukeln wie ein Laubblatt im Wind. Sprung nach links, Sprung nach rechts, und gleich danach eine weiche Walzerbewegung, ein Spagatsprung, eine Pirouette. Herr Kubajka würde wie immer stolz auf sie sein.

Aber Herr Kubajka war nicht stolz, sondern verärgert.

„In zwei Wochen ist Aufführung", jammerte er in gebrochenem Deutsch und ließ das Maßband wie eine Peitsche durch den Raum knallen. Die kleineren Mädchen, die sich gelangweilt in eine Ecke verzogen hatten und „Eine Schlange ging spazieren …" spielten, sahen erschrocken auf. „Guck dir mal an, wie das Trikot schlabbert. Wie sieht das denn aus? Jetzt muss ich dein Kleid wieder extra nach London zum Kostümschneider schicken. Hoffentlich kommt es rechtzeitig zurück. Sonst kannst du eben nicht mittanzen."

Nicht mittanzen? Aber nein, das ging nicht. Das musste sie. Sie hatte sich schon so sehr auf diese Aufführungen gefreut.

„Warum musst du ausgerechnet jetzt abnehmen? Konntest du nicht bis nach Weihnachten warten? Weißt du, was mich der ganze Spaß kostet? Weißt du, was so ein Kleid kostet? Und an den Aufführungen verdiene ich keinen Cent. Keinen einzigen Cent."

Britta war zerknirscht. Versuchte sich herauszureden.

„Ich habe ja gar nicht mit Absicht abgenommen. Ich hab halt zur Zeit so viel Stress in der Schule."

Herr Kubajka schien ein wenig besänftigt.

„Okay, ich werde das Kleid noch mal per Express nach London schicken und ändern lassen. Versuch jetzt aber um Himmels willen dein Gewicht bis zu den Aufführungen zu halten."

„Das mach ich", versprach Britta und verschwand erleichtert im Umkleidezimmer, um den zartgelben Tüllltraum gegen ihr schlichtes schwarzes Balletttrikot auszutauschen.

Das mach ich, dachte Britta noch einmal und freute sich, dass sie nun für die nächsten zwei Wochen einen gültigen Grund hatte, um nicht am Abendessen teilnehmen zu müssen. Mama und Paps würden sicher nicht wollen, dass sie Herrn Kubajka durch eine plötzliche Gewichtszunahme Ärger bereitete.

***

Der große Tag der Premiere war da. Am Nachmittag würde die erste Weihnachtsaufführung der Ballettschule Kubajka stattfinden. Oma Grit und Opa Horst waren extra aus Darmstadt angereist, um ihre älteste Enkelin als schwerelose Herbstfee zu bewundern.

„Mensch, Britta, dich erkennt man gar nicht wieder. Du bist ja eine richtige Dame geworden."

Britta ließ sich von Oma Grit umarmen. Artig küsste

sie die Luft neben Omas Ohr. Immer derselbe Spruch, dachte Britta, auch wenn sie sich nur ein paar Wochen nicht gesehen hatten.

„Und was für eine schlanke Taille. Na, ob du da meine Plätzchen überhaupt noch haben willst …?“

Oma zog eine große, runde Dose mit Weihnachtsmotiv aus der Tasche. Brittas Augen fielen fast aus dem Kopf vor lauter Gier.

„Ach, Oma, du weißt doch, wie gerne ich Süßigkeiten esse.“

Britta nahm die Dose, riss sie Oma Grit fast aus der Hand. Hielt sie wie einen wertvollen Schatz fest umklammert. Sie brauchte den Deckel nicht anzuheben, um zu wissen, was sich in der Kiste befand. Oma Grit backte jedes Jahr die gleichen Plätzchen. Seit sie denken konnte, hatte Oma immer genau vier verschiedene Sorten gebacken: Mondplätzchen mit einer halben Mandel in der Mitte, Rautenplätzchen mit kleinen Mandelstückchen obendrauf und Spritzgebäck mit Schokoladenüberzug oder Zuckergussglasur. Britta musste sich ein Lächeln verkneifen. Oma und Opa waren so berechenbar. Jedes Jahr wurde bei ihnen der Weihnachtsbaum auf dieselbe Weise geschmückt, der Kaffeetisch auf dieselbe Weise dekoriert. Stand dasselbe Räuchermännchen an der linken Ecke vom Klavier. Wurden dieselben kitschigen Porzellan-Engelchen hervorgekramt und im Wohnzimmer auf sämtlichen Tischen und Schränken verteilt. Vielleicht war das Berechenbare, Vorhersehbare langweilig. Aber es gab auch Sicherheit. Sicherheit, die Britta jedes Jahr zur Weihnachtszeit herzlich genoss. In die sie sich entspannt fallen lassen konnte wie in ein weiches, warmes Kissen.

Sicherheit, die sie jetzt vor der unsicheren Aufführung so bitter nötig hatte.

Britta verschwand mit der Keksdose in ihrem Zimmer. Vorsichtig nahm sie den Deckel ab. Nur einmal gucken, nahm sie sich vor. Ein appetitlicher Geruch stieg ihr in die Nase. Der Geruch nach Geborgenheit. Ob sie mal einen von den leckeren Zuckergussplätzchen probieren sollte? Oder von denen mit Schokolade? Von jeder Sorte einen? Der süße Geschmack würde ihre flatternden Nerven sicher beruhigen und sie würde den Walzer fließender, weniger hektisch vortanzen können. Vor den Kalorien brauchte sie ausnahmsweise keine Angst zu haben. Die würden durch das herzklopfende Lampenfieber schnell wieder verheizt sein. Während ihr Kopf noch diskutierte, sah Britta plötzlich ihre Hand wie ferngesteuert in die Keksdose greifen und ein Schokoladenplätzchen auswählen. Erschreckt und gierig zugleich sah sie zu, wie sich diese fremde Hand auf ihren Mund zubewegte, der sich sofort bereitwillig öffnete. Der Keks war hauchzart und knusprig und so frisch, dass der Mund gleich noch einen forderte. Die ferngesteuerte Hand fischte bereits einen besonders wohlgeratenen Spritzkeks mit ganz viel Zuckerguss heraus. Der Aufpasser in ihrem Kontrollzentrum saß gefesselt und geknebelt auf seinem Posten und musste durch ihre hungrigen Augen alles stumm und hilflos mit ansehen. Viel zu schnell war der Genuss vorbei. Der Magen schien die Kekse wie etwas Gasförmiges zu absorbieren. Nach fünf Keksen fühlte er sich noch immer erstaunlich leer an. Und er schrie nach mehr. Mehr! Hand und Mund gehorchten brav. Schnell, immer schneller verschwand ein Keks nach dem anderen in ihrem Mund.

Stopp! STOPP!, rief der Aufpasser in ihrem Kontrollzentrum, aber durch das dicke Klebeband war er nicht zu hören.

Aufhören! AUFHÖREN!, schrie Britta mit dem Aufpasser um die Wette, aber die Meuterei ging weiter. Obwohl die halbe Dose bereits leer war. Obwohl die restliche Hälfte für ihren Bruder Benny bestimmt war. Ihr Magen war noch lange nicht satt. Heute schienen die Kekse kein Gewicht, keine Masse, keine Kalorien zu haben. Britta spürte ihren Magen nicht. Er war wie betäubt.

Als sie schließlich alle Kekse aufgegessen hatte, kam sie endlich zur Besinnung.

O mein Gott, stöhnte sie. Was hatte sie getan? In sechs Stunden begann die Vorstellung und sie hatte nichts Besseres zu tun, als sich sinnlos vollzustopfen. Erschreckt rannte sie ins Badezimmer. Betrachtete sich im Spiegel ängstlich von der Seite. Versuchte die Luft anzuhalten, den Bauch einzuziehen. Versuchte mit den Händen die Taille zu umspannen. Es gelang ihr nicht. Sie sah aus, als wäre sie schwanger. O mein Gott, wie sollte sie mit diesem aufgequollenen Bauch ein federleichtes Blatt im Wind darstellen? Und das Kleid! Das teure Kleid, das Herr Kubajka extra noch mal hatte ändern lassen. Nun würde sie nicht mehr hineinpassen. Ihre aufgeblähte Körpermitte würde den Trikotstoff zum Zerreißen bringen, würde die zarten Nähte sprengen und sie würde nackt und weiß wie eine fette Fleischwurst vor den Leuten stehen und Herr Kubajka würde einen Wutanfall nach dem anderen bekommen – und dann würde sie sich nicht mehr in die Ballettschule zurücktrauen, sich niemals mehr bei Tageslicht auf die Straße wagen. In der Schule würden sich alle hämisch anstoßen und hinter vorgehaltener Hand tuscheln: „Ey, guck mal, das ist doch die fette Kuh, deren Kleid geplatzt ist und die dann nackt auf der Bühne gestanden haben soll.“

Und dann würde sie die Schule wechseln müssen, ihre Freundinnen nie mehr wieder sehen, nie mehr Mark-Philipps schöne, gefühlvolle Hände bewundern können.

Sie rannte zur Toilette. Die Kekse mussten raus. Egal wie. Hauptsache raus. Der Countdown lief. Britta steckte den Finger in den Schlund, so lange, bis sie würgen musste. Aber bis auf ein paar Speichelfäden, etwas ätzend schmeckende Magensäure kam nichts heraus.

Fressen kannst du, beschimpfte sie sich, aber wenn es darum geht, die Konsequenzen zu tragen, bist du eine Versagerin. Eine Niete. Eine Null.

Britta fing an zu weinen. Rannte in die Küche. Schüttete eine ganze Ladung Salz in ein warmes Glas Wasser. Irgendwo hatte sie mal gelesen, dass man von Salzwasser kotzen müsste.

Der Würgereiz war sofort da, sie rannte zurück ins Bad und beugte sich über das Klo, aber es kam einfach nichts heraus.

Selber schuld, dachte sie. Es durchschüttelte sie ein verzweifelter Heulkrampf. Sie war leichtsinnig und unbeherrscht gewesen. Jetzt musste sie halt dafür geradestehen. Irgendjemand, irgendetwas wollte nicht, dass sie ungeschoren davonkam. Aber Britta ließ sich von nichts und niemandem etwas vorschreiben. Es war *ihr* Leben, *sie* musste mit diesem deformierten Körper auf die Bühne treten. Sie allein würde die ganze Schmach ertragen müssen.

Es musste doch einen Ausweg geben.

Voller Panik stürzte sie sich auf den Hometrainer, trat – so schnell es ging – in die Pedale. Das sonore Summen des Fahrwerks beruhigte sie. Das gleichförmige Treten und Trampeln, Stoßen und Stampfen ihrer Füße befreite den Aufpasser im Kontrollzentrum, sodass er ihr wieder beim klaren Denken helfen konnte: Ein Keks mit Mandeln hatte ca. 40 Kalorien. Einer mit Schokolade oder Zuckerguss schätzungsweise 50 Kalorien. Wie viele Kekse hatten sich in der runden Dose befunden? 40? 50? 60? Sicherheitshalber nahm sie 60 Kekse an, kam so auf etwa 2700 Kalorien. 2700 Kalorien! Das war mehr, als ein 14-jähriges Mädchen laut Tabelle am Tag essen durfte. Und der Höchstwert, den ein 15- bis 19-jähriges Mädchen am Tag essen durfte. Und sie hatte sich diese Kalorienmenge innerhalb einer halben Stunde einverleibt. 2700 Kalorien. Wie sollte sie die bis zur Aufführung bloß wieder loswerden? 2700 Kalorien. Das bedeutete bei 30 km/h Durchschnittsgeschwindigkeit dreieinhalb Stunden auf dem Fitnessfahrrad. Das war nicht unmöglich, aber danach würde sie ganz weiche Knie, ganz müde, wacklige Beine haben, würde sie den Spagatsprung nur noch mit ungestreckten Beinen hinkriegen, die Walzerbewegung nur eckig und abgehackt ausführen können. Und jeder im Publikum würde sich wundern, warum dieses fette, unbegabte Mädchen diesen Solotanz bekommen hatte.

Nein, dachte Britta verzweifelt, so durfte dieser Tag nicht enden. Es musste noch einen anderen Ausweg geben.

***

Plötzlich hatte sie eine Idee. Nach dem letzten Grillfest im Sommer hatte Oma Grit über ihren trägen Darm geklagt. Dass die fetten Würstchen Mord seien für ihre angegriffene Verdauung. Dass sie eigentlich viel mehr ballaststoffreiche Kost essen, an so einem heißen Tag viel mehr trinken müsste. Dass sie ohne ihr Abführmittel gar nicht mehr aufs Klo könnte.

Vorsichtig sondierte Britta die Lage. Sah Oma und Opa mit Mama und Paps im Wohnzimmer sitzen und einen Begrüßungssekt trinken.

„Britta!", rief Mama auf einmal, gerade als sie sich erleichtert davonstehlen wollte. „Was machst du denn die ganze Zeit? Komm, setz dich ein bisschen zu uns. Schließlich sind Oma und Opa nur wegen dir angereist."

„Ich komme gleich", rief Britta eilig zurück, „ich muss nur noch ganz schnell was erledigen."

Ehe Mama etwas erwidern konnte, huschte sie ins Gästezimmer, öffnete Omas Reisetasche und durchsuchte ihren Kulturbeutel, der prall gefüllt war mit Schächtelchen und Tübchen, Fläschchen und Tablettenröhrchen. Überflog hektisch jede Beschreibung, jeden Beipackzettel, den sie finden konnte, aber ein Abführmittel war nicht dabei.

Panisch packte Britta alles wieder in die Tasche.

„Britta!" Gerade noch rechtzeitig konnte sie aus dem Gästezimmer schlüpfen. Sie traf Mama in der Diele. „Wo um Himmels willen steckst du? Oma und Opa warten auf dich."

„Ich komme gleich", versprach Britta. „Ich muss nur noch mal eben zum Einkaufszentrum rüberdüsen."

„Warum?", wollte Mama stirnrunzelnd wissen.

„Weil ich … keine Haarklammern mehr habe", log Britta und freute sich, dass ihr die Lüge so aalglatt über die Lippen ging.

„Aber ich hab dir doch neulich erst eine ganze Packung mitgebracht", wunderte sich Mama.

„Davon sind nur noch ein paar über", antwortete Britta mit unschuldiger Miene. „Nicht mehr genug, um das schwere Diadem auf meinem Kopf festzustecken, ohne dass es runterfällt."

Mama schien ihr nicht zu glauben. Britta ließ sich nicht beirren. Natürlich hätte sie noch eine ganze Schachtel voll, erklärte sie. Aber die meisten seien schon ganz ausgeleiert. „Ist schließlich nicht meine Schuld, wenn du so ein billiges Zeugs kaufst."

Mama zog eine beleidigte Schnute.

„Oh, Madame Zickig hat heute wieder ihren launigen Tag."

Das konnte Britta nicht auf sich sitzen lassen.

„Du bist die Erste, die einen Aufstand macht, wenn ich schlampig und ungepflegt aussehe", schimpfte sie.

„Nun reg dich mal ab, ja!?", sagte Mama von oben herab, was Britta noch mehr auf die Palme brachte. „Von mir aus bring ich dir gleich ein paar Haarklammern mit. Ich muss eh noch zum Bäcker, das bestellte Brot abholen."

„Das kann ich doch machen", erbot sich Britta.

Mama zögerte. Sah ihre Tochter lauernd an. Dann blickte sie über ihre Schulter zurück zum Wohnzimmer. Seufzend gab sie nach.

„Ich weiß zwar nicht, warum du unbedingt einkaufen gehen willst. Die Haarklammern sind sicher nicht der Grund. Aber das ist mir jetzt auch egal. Tu, was du nicht lassen kannst. So kann ich wenigstens schon mal das Mittagessen vorbereiten."

Erleichtert schwang sich Britta aufs Fahrrad.

***

Britta kettete ihr Fahrrad vor der Apotheke an. Durch die weihnachtlich dekorierte Fensterscheibe, hinter rotnasigen Rentieren und einem dick mit Schal und Mütze vermummten Weihnachtsmann konnte Britta Frau Meurer im adretten weißen Kittel erkennen. Frau Meurer war Chantals Mutter. Und Chantal war jahrelang mit ihr in dieselbe Bastelgruppe gegangen. Mittlerweile hatten sie sich fast aus den Augen verloren. Nur manchmal, ganz selten, trafen sie sich noch auf der Straße, grüßten sich verlegen und taten jedes Mal sehr beschäftigt.

Am liebsten wäre Britta nun zu einer anderen Apotheke gefahren, aber dafür hätte sie mindestens zehn Minuten in den nächsten Stadtteil radeln müssen. Und zehn Minuten wieder zurück. Und Mama wäre super sauer geworden. Es gab aber noch einen anderen, wichtigeren Grund, die Apotheke zu betreten und sich Frau Meurers prüfenden Blicken zu stellen. 2700 Kalorien, die ihren Magen reizten, ihren Bauch ausstülpten. 2700 Kalorien, die so schnell wie möglich aus ihrem Körper verschwinden mussten.

„Hallo, Britta!" Frau Meurer strahlte sie freundlich an. „Na, das ist ja schön, dass ich dich mal wieder treffe. Wie geht's denn? Was kann ich für dich tun?"

„Meine Oma ist zu Besuch", begann Britta – und das war schließlich nicht gelogen. „Sie hat Probleme mit ihrer Verdauung." Auch das stimmte noch. „Nun hat sie ihr

Abführmittel zu Hause vergessen, ohne das sie nicht auf die Toilette kann." Das war nur eine kleine Notlüge.

„Na, da kann ich deiner Oma sicherlich helfen", antwortete Chantals Mutter. „Welches Produkt nimmt deine Oma denn?"

„Das konnte sie mir nicht sagen", nuschelte Britta und trat nervös auf der Stelle herum. „Meine Oma ist schon ein wenig vergesslich. Und Namen kann sie sich am allerwenigsten merken." Britta lachte entschuldigend. Das nun war eine faustdicke Lüge gewesen. Ihre Oma war nämlich überhaupt nicht vergesslich, sondern topfit im Kopf. Konnte bestimmt dreißig lange Gedichte auswendig. Aber Chantals Mutter kannte ihre Oma ja nicht.

„Nimmt deine Oma Dragees, Zäpfchen oder Tropfen?", wollte Frau Meurer weiter wissen.

„Dragees", entschied Britta schnell. Frau Meurer verschwand zwischen den langen, hohen Schrankwänden.

„Na, dann werde ich deiner Oma einfach mal dieses Mittel hier mitgeben", sagte sie schließlich. Sie schien noch immer keinen Verdacht geschöpft zu haben. „Das ist in der Regel gut verträglich."

„Ja", sagte Britta und legte eilig das Geld auf die Theke, „das wird schon in Ordnung gehen." Hektisch steckte sie die kleine Schachtel in die Tasche und verabschiedete sich.

***

Zu Hause verbarrikadierte sich Britta im Bad. Überflog hastig die Packungsbeilage. *Wirkungseintritt im Schnitt nach zehn Stunden. In nüchternem Zustand nach etwa fünf*

Stunden. Britta war entsetzt. Zehn Stunden! Das war zu lang! Das war zu spät! In fünfeinhalb Stunden stand sie bereits auf der Bühne. Selbst fünf Stunden wären zu knapp. Und nüchtern konnte man ihren zwickenden, kneifenden Plätzchenbauch nun wirklich nicht nennen. Was mach ich nur?, dachte Britta verzweifelt. Vielleicht würde es schneller gehen, wenn sie gleich drei oder vier Tabletten auf einmal nahm. Was konnte schon groß passieren? *Nebenwirkungen: Leichter Durchfall möglich. In sehr seltenen Einzelfällen Schwindel und/oder Synkope.* Britta hatte keine Ahnung, was Synkope war. Aber Schwindel war nun nicht gerade abschreckend. Und Durchfall war gar nicht schlimm, sondern nur wünschenswert. Hauptsache, die Kalorien durchwanderten so schnell wie möglich ihren Körper.

Plötzlich stand Mama vor der Tür. Klopfte. Schimpfte. Rüttelte an der Klinke.

„Britta, du bist unmöglich. Kannst du nicht einen einzigen Tag ohne Gymnastikübungen auskommen? Du bist so was von unhöflich, weißt du das?"

„Ich komm ja schon", rief Britta genervt. Erleichtert betätigte sie die Spülung. Sechs Dragees hatte sie eingeworfen. Mehr konnte sie nicht tun. Nur auf die Wirkung warten, die hoffentlich schnell, schneller, am schnellsten eintrat.

„Tut mir Leid", entschuldigte sie sich bei Oma und Opa und baute weiter an ihrem Lügengerüst. „Ich bin so nervös wegen der Aufführung. Vor lauter Lampenfieber muss ich dauernd aufs Klo rennen."

„Das kenn ich", sagte Oma Grit mitfühlend. „Als ich neulich auf der goldenen Hochzeit von Onkel Franz und

Tante Hildegard eine Rede halten musste, hatte ich auch mit einer Reizblase zu kämpfen."

Opa Horst klopfte neben sich aufs Sofa.

„Pitti, nun setz dich doch endlich. Was bist du nur für eine rastlose Seele. Du kommst immer mehr auf deinen Vater. Der hat auch kein Sitzfleisch."

Selber schuld, Opa, dachte Britta ungerührt. Warum hatten sie sie auch mit solch unwiderstehlichen Keksen in Versuchung führen müssen?

***

In der Garderobe herrschte nervöse Anspannung. Die kleinen Pas-de-Quatre-Tänzerinnen kämpften um das größte rosa Tutu, um das schönste, am wenigsten verbogene Krönchen. Die großen Solotänzerinnen ließen sich von ehrgeizigen Ballettmüttern geduldig die zerknautschten Tüllröcke zurechtzupfen, das Gesicht abpudern, die Haare feststecken.

Britta mied jeden Spiegel. Wechselte ein paar belanglose Worte mit der dunkelhäutigen Kenya, die sich wie eine echte Primaballerina mit Stulpen warm machte, ihre Beine dehnte, den Spann durchdrückte. Sah auf einmal ihr zartgelbes Kleid wie ein Mahnmal vor sich an der Wand hängen. Schätzte ängstlich ihre Körpermaße ab. Testete vorsichtig die Dehnbarkeit des Trikotstoffs, befühlte die Festigkeit der Naht.

Es hatte nicht geklappt. Die Tabletten hatten noch keinerlei Wirkung gezeigt. Und nun, da die Aufführung unmittelbar bevorstand, die Aula sich raschelnd und Stühle rückend füllte, durfte auch nichts mehr passieren. Nun, da sie sich in ihr Kleid gezwängt, das Diadem mühsam auf ihrem Kopf befestigt, die kratzigen Tüllmanschetten über die Oberarme gestreift hatte, konnte sie nicht mehr so schnell aufs Klo flitzen. Es würde einige Zeit dauern, bis sie sich aus ihrer seidig-zarten Verpackung geschält hätte. Immerhin sprach sie niemand auf ihren dicken Bauch an. Vielleicht waren sie alle zu sehr mit sich selbst, mit ihrem eigenen Lampenfieber beschäftigt. Nur einmal fing sie den überheblichen Blick von Kenyas ehrgeiziger Mutter auf. Aber guckte die nicht immer so?

Immerhin hatte sie noch 800 Kalorien abtrainieren können. 800 Kalorien von 2700. Eine Stunde lang hatte Britta auf dem Fitnessfahrrad geschwitzt und geackert, während Oma und Opa ihren Mittagsschlaf hielten. Selbstverständlich hatte sie seit der Keksorgie keine einzige Kalorie mehr zu sich genommen. Mama hatte beim Mittagessen ausnahmsweise auf einen Streit verzichtet. Hatte sie sogar noch des schönen Scheins wegen in Schutz genommen: „Ich könnte vor so einer Sache auch keinen Bissen runterbringen."

Britta versuchte sich anzufeuern. Denk nicht mehr an die 1900 Kalorien. Vergessen und vorbei. Schau nach vorne. Denk an den Tanz. Heute musste sie besser tanzen als jemals zuvor, die Beine besser strecken, höher springen, sich weicher drehen als je bei den Proben. Heute musste sie sich in ein schwebendes, schaukelndes Herbstblatt verwandeln, dann würden die Zuschauer gar nicht mehr auf ihre plumpen Körperformen achten.

Herr Kubajka betrat den Raum. Wie immer nervös, gereizt.

„Okay, als Nächstes der Puppentanz. Annika, Kira, seid

ihr so weit? Kira, wo ist denn deine Strumpfhose? Könnt ihr nicht mal ein bisschen auf eure Sachen achten? Na, egal jetzt, raus, ihr müsst raus, der Schneewalzer ist in einer knappen Minute zu Ende. Kenya, du kannst auch schon mal mit hinter die Bühne kommen."

Britta fühlte ein aufgeregtes Kneifen und Ziehen in ihrem Magen. Nur noch drei Tänze, dann wäre sie an der Reihe. Wie fing der Tanz noch mal an? Wie stellte sie ihre Füße am Anfang, hielt sie die Arme? Plötzlich hatte sie alles vergessen. Nur noch zwei Tänze. Einer.

Ihr Magen krampfte sich schmerzhaft zusammen. Denk an die gestreckten Fußspitzen, ermahnte sie sich. Sie wollte nicht, dass ihr Herr Kubajka später kopfschüttelnd Fotos von der Aufführung zeigte: „Guck mal deine Füße, Britta, voll die Pfeifen."

Ihr Darm grummelte, verlangte einen letzten Gang zur Toilette. Zu spät!, bestimmte Britta. Jetzt musste er noch ein Viertelstündchen durchhalten.

Ihr Bauch protestierte. Rumorte, zwickte. Gluckerte. Kniff. Vielleicht sollte sie doch mal eben schnell …? Aber da kam schon Herr Kubajka, kommandierte, drängelte, trieb an. Schubste Britta in den Gang. Hinter der Tür, die seitlich auf die Bühne führte, konnte Britta die Abschlussfanfare zu Kenyas majestätischem Kleopatratanz hören, die ergriffene, knisternde Stille, die darauf folgte, den begeisterten Applaus, der schließlich losbrach. Mit leuchtenden Augen trippelte Kenya an ihr vorbei.

„Los, Britta, raus jetzt!", befahl Herr Kubajka. Brittas Darm drückte und brannte. Vor lauter Magenkrämpfen krümmte sich Britta zusammen.

„Herr Kubajka, können Sie bitte den Robotertanz vorziehen? Ich muss ganz dringend auf die Toilette."

Herr Kubajka sah sie entsetzt an.

„Das geht jetzt nicht mehr. Das Publikum wartet. Die Roboter sind noch nicht fertig. – Das hättest du dir wirklich eher überlegen müssen."

„Bitte, Herr Kubajka!", flehte Britta. Mehr konnte sie nicht sagen. Zu sehr war sie mit dem Zurückhalten ihres Darminhalts beschäftigt. Aber Herr Kubajka war gnadenlos.

„Raus jetzt, Britta! Popo zusammenkneifen und lächeln. Lächeln! Drei Minuten wirst du ja gerade noch einhalten können."

Ehe sie etwas erwidern konnte, stand sie schon auf der Bühne. Für ein paar Sekunden ließ der Druck in ihrem Darm nach und Britta schöpfte wieder Hoffnung. Ein wohltuendes Raunen durchwogte den Saal. Gespanntes Stühlescharren und Husten. Der unerträgliche Druck im Darm meldete sich wieder. Mit aller Macht kniff Britta den Po zusammen, versuchte sich ganz auf ihren Tanz zu konzentrieren. Drei Minuten. Es musste möglich sein.

Britta wagte einen schüchternen Blick durch die grellen Scheinwerfer hindurch ins erwartungsvolle Publikum. Sah eine leise winkende Hand – Oma. Daneben Opa, der ihr stolz und zufrieden zunickte. Daneben Benny, der gelangweilt mit einer Hand eine SMS in sein Handy tippte. Ganz außen Mama und Paps. Adrett, korrekt wie immer. Aufmerksam. Sie alle waren nur wegen ihr hier. Verdammt, sie musste ihr Bestes geben, durfte ihre Erwartungen nicht enttäuschen.

Ihr Herz klopfte laut wie ein Schlagzeug. Deshalb war

Britta froh, als die Musik einsetzte, als die drei Minuten endlich zu ticken begannen. Viel länger würde sie ihren drängenden Darm auch nicht unter Kontrolle halten können.

Beim Spagatsprung passierte es. Ihr Darm ließ sich nicht weiter hinhalten. Plötzlich öffneten sich alle Schleusen, der gesamte Darminhalt schoss wie Wasser aus ihr heraus, füllte die Unterhose, lief langsam an ihren nackten Beinen hinunter. Erstarrt hielt Britta inne. Das ist das Ende, dachte sie, während sie, begleitet vom verstörten Gemurmel des Publikums, mit krummen Beinen von der Bühne wankte.

Frühling

Britta hatte Angst.

Vor der Rückgabe von Klassenarbeiten. Vor der Rückgabe der nächsten Englischarbeit. Vor dem Notenspiegel, den Herr Wolff wie jedes Mal an die Tafel schreiben und sie sich wie jedes Mal wünschen würde, dass sie sich unter den vier Zweiern oder drei Einsern befand. Sie hatte Angst vor dem Lob der Lehrer, wenn ihre Arbeit wirklich zu den besten gehörte. Vor der Aufmerksamkeit, die sie damit auf sich zog. Vor den neidischen Blicken der anderen Schüler, vor ihren zerstörerischen Gedanken, in denen immer wieder das Wort „Streber“ vorkam.

Britta hatte Angst vor Paps. Vor seinen brummigen Kommentaren, wenn sie ihm ihre gewöhnlich guten Klassenarbeiten unter die Nase hielt: „Das war ja auch wirklich keine schwere Arbeit.“

Neulich erst hatte sie in Mathe eine Zwei plus geschrieben. Die zweitbeste Arbeit. Nur Thorsten, das Mathe-Ass, hatte seine Dauer-Eins bekommen. Noch nicht mal Finn hatte eine Eins. Und Judith hatte zwar eine Zwei plus, aber einen Punkt weniger als sie. Glücklich war Britta nach Hause geradelt. Ungeduldig hatte sie am Abend auf Paps gewartet. Hatte auf ein anerkennendes, streichelndes Lob gehofft. Aber als Paps endlich kam, war er mal wieder spät dran und hungrig und wollte erst mal die Nachrichten gucken. Danach, nach dem Abendessen, nach dem Umziehen, warf er einen gnädigen Blick in ihr Heft: „Also, Britta, dieser Fehler hier war ja wohl wirklich unnötig. Wie viele Punkte, sagtest du, fehlten dir bis zur Eins?“

Lernen beruhigte. Lernen gab Sicherheit. Lernen war eine vertraute Konstante in ihrem Leben. Lernen konnte helfen, dass sie beim nächsten Mal, bei der nächsten Arbeit noch besser abschnitt, dass Paps sie dann endlich voller Stolz ansehen würde: „Gut gemacht, Pitti."

Lernen lenkte ab von Enttäuschungen, half zuverlässig, aufmüpfige Gedanken ans Essen zu unterdrücken. In der Nacht, wenn der Aufseher in ihrem Kontrollzentrum schlief, träumte sie jetzt regelmäßig von Essen. Von langen, endlos langen Süßigkeitsregalen in einem riesigen Supermarkt. Von Nougatschokolade, deren Geschmack sie dann deutlich auf der Zunge spüren konnte. Die sie sich kaufen würde, wenn sie endlich ein Gewicht erreicht hätte, mit dem sie zufrieden war.

Lange hatte sie gedacht, dass 50 Kilo ihr absolutes Traumgewicht wäre. Aber da hatte sie sich gründlich getäuscht. Noch immer beulte sich ihr Bauch hartnäckig aus, noch immer konnte sie ihre Taille nur mit Mühe umfassen, wenn sie die Luft anhielt. Noch immer breiteten sich die Fettwülste an ihrem Po, an ihren Oberschenkeln platt und ekelhaft warm auf der Stuhlfläche aus, selbst wenn sie sich noch so vorsichtig hinsetzte.

Am Morgen hatte sie 49,6 gewogen. Erschreckende 49,6 Kilo. Vor einer Woche noch hatte sie 49,1 gewogen. Leichte, wunderbare 49,1 Kilo. Nun wog sie bedrohliche 49,6 Kilo. Nur 400 Gramm weniger als 50 Kilo. 400 Gramm weniger als ein Zentner.

Seit ihr Körper kapiert hatte, dass sie ihm den Krieg erklärt hatte, kämpfte er verbissen um jedes Gramm. Aber es würde ihm nichts nützen. Sie würde letztendlich gewinnen. Würde den längeren Atem haben. Auf alle Fälle, unter allen Umständen musste sie wieder ihr Traumgewicht erreichen: 49,1. Besser 49,0. Fast 50 Kilo waren nicht zu ertragen. Es war die Zahl *nach* dem Komma, die zählte.

Abends vor dem Schlafengehen, wenn sie tagsüber tapfer durchgehalten hatte, belohnte sie sich mit Bildern. Holte Mamas Backbuch hervor mit Hochglanzfotos von köstlichen Kuchen und Keksen. Schokoladen- oder Mokkacremetorte. Glasierte Nussschleifen. Duftige Sahnewindbeutel. Pudrige Vanillekipferl. Als Vorfreude auf den Tag, an dem sie endlich dünn genug wäre, um all die leckeren Sachen wieder essen zu dürfen. Marillenringe. Heidesandplätzchen. Schlesischer Streuselkuchen. Vielleicht, wenn sie 48,9 wöge – oder besser 48,5. Dann könnte sie sich vielleicht ein kleines Stück Torte gönnen. Oder ein kleines Stück Butterkuchen. Das hätte laut Backbuch nicht ganz so viele Kalorien.

Zu Ostern hatte Britta für ihre Familie niedliche Hefeosterhasen gebacken und sie anschließend liebevoll mit Lebensmittelfarbe, Zuckerguss und Smarties verziert. Hatte auch für sich selber einen Osterhasen gebacken. Hatte lange mit sich gekämpft, ob sie den appetitlich duftenden Hasen essen sollte, die Beine, den Kopf, ein Ohr. Aber dann hatte sie sich gegen die bombastischen 500 Kalorien entschieden. Die Freude wäre zu kurz, der Kampf gegen die Kalorien wäre zu lange gewesen, zu ermüdend.

Mama hatte sie aggressiv angesehen.

„Stundenlang stehst du in der Küche. Backst leckere Osterkuchen. Und dann willst du noch nicht einmal davon probieren? Hast du die Hasen vergiftet? Ich sag dir was, so wie du dich in letzter Zeit benimmst, ist nicht normal."

Was war normal?

Dass Lena tageweise nur Himbeerbonbons lutschte? Dass Julia seit der Klassenfahrt nach Paris bereits den dritten Freund verschlissen hatte? Dass Benny bis tief in die Nacht vor dem PC oder der Playstation hockte? Dass Paps ohne abendliches Bierchen nicht mehr einschlafen konnte? Dass Mama und Paps nur noch das Allernötigste miteinander sprachen – und wenn, dann immer mit gereiztem Unterton?

Britta hatte Angst, dass sich ihre Eltern bald scheiden ließen.

***

„Iss wenigstens eine Banane."

Mamas Stimme klang bittend, klagend, wie jeden Morgen.

Britta trank einen Schluck Mineralwasser.

„Oder eine Nektarine."

Britta kontrollierte ihren Rucksack, ob sie auch sicher nichts für die Schule vergessen hatte.

„Oder einen Apfel. Der hat auch ganz wenige Kalorien."

Britta band ihre Haare zu einem Zopf zusammen und flüchtete auf die Toilette.

Aus Mama wurde sie nicht schlau. Gestern noch hatte sie jeden Bissen, den sie gegessen hatte, mit Laseraugen registriert, kontrolliert, analysiert. Gestern noch hatte sie wie ein altes Waschweib herumgezetert, weil Britta nichts von dem Schnitzel essen wollte, nur das Gemüse, ohne Butter, ohne Öl.

„Du benimmst dich unmöglich", hatte Mama gekeift. „Was willst du mit deiner Hungerei eigentlich bezwecken? Willst du uns provozieren? Willst du uns erpressen? Eins sage ich dir: Hübscher macht es dich jedenfalls nicht. Guck dich doch mal an. Deine Kleidung schlabbert, dein Gesicht ist käsig wie ein Camembert. Deine Augen sehen rot und krank aus. Findest du das schön?"

Ihre Mama. Mal Feindin. Mal Verbündete.

Wenn Mama sie doch bloß mal in Ruhe lassen könnte. Wenn Mama das Essen nicht so überbewerten würde. Wenn sie sie essen lassen würde, was sie wollte. Dann würde sie nicht so oft Widerworte geben müssen, nicht so oft schreien oder weinen wie eine hysterische Ziege. Dann würde sie Mama auch nicht so abgrundtief hassen.

„Trink wenigstens einen Orangensaft."

Mama hatte vor der Badezimmertür auf sie gewartet. Wortlos schlüpfte Britta in ihre Schuhe. Dachte voller Wut an die Waage, die Mama vor ein paar Wochen, völlig grundlos, versteckt hatte. Alles hatte Britta abgesucht, das ganze Bad auf den Kopf gestellt, jeden noch so unwahrscheinlichen Winkel durchforstet. Schließlich hatte sie die Waage im Schlafzimmer entdeckt, im begehbaren Kleiderschrank ihrer Eltern. Eigentlich ein ziemlich einfallsloses Versteck. Hatte Mama tatsächlich geglaubt, dass sie sie dort nicht finden würde? Hatte sie so eine geringe Meinung von ihrer Tochter?

Seitdem ging sich Britta immer im Schlafzimmer wiegen. Sollte Mama ruhig glauben, dass sie die Waage nicht gefunden hatte. Dass sie ihr Gewicht nun nicht mehr kontrollieren konnte. So hatte sie beim Wiegen wenigstens ihre Ruhe. Hatte Mama wirklich allen Ernstes geglaubt, dass sie sie durch das Verstecken der Waage wieder zum Essen bewegen könnte? Lächerlich. Absolut kindisch und lächerlich.

„Nimm wenigstens eine Vitamintablette", bettelte Mama.

Aber eine Vitamintablette hatte immerhin auch schon unverantwortliche 0,3 Kalorien. 0,3 Kalorien, die ohne Geschmack, ohne jeden Genuss in ihren heißhungrigen Magen wandern würden. Wenn schon Kalorien, dann sollten sie wenigstens schmecken.

Britta schnappte sich ihren Rucksack und rannte an Mama vorbei. Mamas anklagende Stimme begleitete sie bis zur Tür.

„Was habe ich dir denn getan? Kannst du mir das mal sagen? Warum machst du uns so viel Kummer? Warum quälst du uns so? Rede mit mir, verdammt noch mal!"

Aber Britta sagte nur: „Ich muss los. Ich bin spät dran."

Da fing Mama schluchzend an zu weinen.

„Ich kann nicht mehr", winselte sie. „Was soll ich denn noch tun?"

Brittas Herz floss über vor lauter Mitleid. Wie gerne hätte sie ihre Mama jetzt tröstend in den Arm genommen. Hätte sich selber gerne in den Arm genommen. Hätte sich selber gerne getröstet. Aber sie konnte es sich nicht leisten, sich mit ihrer Feindin zu verbünden. Die Verpflichtung wäre zu groß, zu erdrückend gewesen.

Britta holte ihr Fahrrad aus der Garage.

„Hier!" Plötzlich kam ihr Mama in Jogginghose und

Adiletten hinterhergerannt. Drückte ihrer Tochter einen kleinen Schein in die Hand. „Kauf dir in der Schule wenigstens einen Schokoriegel. Oder irgendetwas, das du essen magst. Egal was. Nur bitte: iss!“ Wieder fing Mamas Nase an zu glänzen. Ihre Nasenflügel zitterten. Ihre Augen waren klein und rot.

„Ich guck mal“, antwortete Britta ehrlich und versuchte nicht mehr ganz so hart zu klingen.

Am Gartentörchen drehte sie sich noch mal um. Da stand sie, ihre kleine Mama. Mal Feindin, mal Verbündete. Verbündete Feindin. Britta verspürte den Drang, noch etwas Beruhigendes zu sagen.

„Du brauchst dir keine Sorgen zu machen. Ich verhungere schon nicht. Dafür esse ich doch viel zu gerne Süßigkeiten.“ Sie lachte unecht. Dann wurde sie wieder ernst. In ihrer Stimme schwang eine unterschwellige Drohung mit, als sie sagte: „Ich bin kein kleines Kind mehr. Glaub mir, ich weiß, was ich tue.“

„Das glaube ich eben nicht“, erwiderte Mama tonlos und ging langsam zurück ins Haus.

***

Es war ein schöner, milder Frühlingstag, ein T-Shirt-Tag, auch wenn es so früh am Morgen noch etwas frisch war. Aber das Versprechen auf Wärme lag bereits in der duftenden, sauberen Luft. Deshalb hatte sie auf eine Jacke verzichtet. Der Fahrtwind kühlte ihren Körper. Eine kribbelnde, pockige Gänsehaut überzog ihre Arme. Britta war zufrieden. Ein bisschen Frieren war nicht schlimm. Im Gegenteil. Dann musste der Körper seine Kraftwerke hochfahren und mehr Kalorien verbrennen, um die Temperatur konstant zu halten. Dann würde sie vielleicht nicht ganz so müde und unkonzentriert im Unterricht herumsitzen wie sonst oft in der letzten Zeit.

Der Streit mit Mama hatte sie erschöpft. Ihr verzweifeltes Gesicht sah sie noch immer mit schlechtem Gewissen vor sich. Das Geld kam ihr allerdings nicht ungelegen. Denn Abführmittel waren teuer. Der Betrag auf ihrem Pilotenschein-Sparkonto war bereits arg zusammengeschmolzen. Wenn das so weiterging, würde sie sich in absehbarer Zeit einen Job suchen müssen, Zeitungen oder Prospekte austragen, Nachhilfe geben oder Babysitten gehen. Aber wo sollte sie bloß die Zeit dafür hernehmen? Ihre Tage waren schon jetzt von morgens bis abends verplant. Und nun hatte ihr Mama auch noch diesen Floh ins Ohr gesetzt: „Kauf dir einen Schokoriegel.“ Nun musste sie auf dem Weg zur Schule nicht nur die Kälte abwehren und die unsichtbaren, feindseligen Blütenpollen in der Luft, sondern auch überdimensionale Werbebilder von Schokoriegeln in knisternder, bunter Verpackung.

Das hat Mama extra gemacht, dachte Britta verärgert, als sie Babettes Haus erreichte. Dabei durfte sie doch nur noch sonntags Süßigkeiten essen. Nur am Sonntagmorgen durfte sie ihren Vorrat plündern und sich für die vergangene strapaziöse Woche belohnen. Für ihre Standhaftigkeit. Für ihre Zielstrebigkeit. Nur am Sonntagmorgen zählte sie ausnahmsweise keine Kalorien. Dann verzog sie sich mit einem guten Buch in ihr kuscheliges, warmes Bett und genoss dabei Sahnekuchen und Schokolade, Pralinen und Puderzuckerwaffeln. Das schlechte Gewissen meldete sich erst später, kaum dass ihre Fressorgie vorbei war und der Aufseher in ihrem Kontrollzentrum wieder auf seinem Posten stand. Dann nahm sie reumütig sechs bis sieben Abführtabletten und nach dem Mittagessen noch einmal. Abends war dann der ganze Spuk vorbei. Ihr Darm fühlte sich ausgefranst an und kaputt, aber ihr Magen war wieder angenehm leer. Manchmal zeigte die Waage am Montag eine Gewichtszunahme an, aber dank der Abführmittel hielt sie sich in Grenzen, und immerhin hatte sie die ganze darauf folgende Woche Zeit, ihr Gewicht zu korrigieren. Der sonntägliche Schlemmtag musste sein. Ohne diese Belohnung vor Augen konnte sie die harte, entbehrungsreiche Woche nicht durchstehen. Würde sie bereits montags nach der ersten Enttäuschung, nach einer unerwarteten Kränkung in ihren alten Puzzlekarton greifen, ein Stück Nougatschokolade herausholen oder eine Praline und unbeherrscht drauflosessen. Besser einmal richtig, als dauernd nur ein bisschen, hatte sich Britta überlegt. So, meinte sie, konnte sie ihren Magen am besten austricksen. Von der riesigen, hochkalorischen Menge, die sie regelmäßig am Sonntagmorgen verschlang, konnte ihr Magen unmöglich alles auf einmal verdauen. Einen großen Teil würde er, so glaubte sie, unverarbeitet in den Darm weiterleiten und samt seinen Kalorien wieder ausscheiden. Die Abführmittel beschleunigten den Prozess nur.

Schokoriegel!, raunte ihr ihr Körper zu, während sie ungeduldig auf den Klingelknopf neben Babettes Gartentörchen drückte. Schokoriegel! Aber das ging nicht. Das ging ganz und gar nicht.

Einen nur! Nur 250 Kalorien. Die würde sie doch in zwanzig Minuten auf dem Hometrainer wieder abtrainiert haben. Aber wusste sie, wie Mama drauf war? Gut möglich, dass sie bei ihrer Rückkehr aus der Schule ein deftiges Mittagessen gekocht hatte und nicht eher vom Tisch aufstand, als bis dass Britta ihren Teller leer gegessen hatte. Genauso gut konnte es sein, dass Mama das fertige Essen resigniert im Topf lassen würde: „Nimm dir, wenn du magst. Wenn nicht, dann nicht. Es ist dein Leben."

Ganz genau. Es war ihr Leben. Warum also mischte sie sich immer wieder ein?

Endlich kam Babette auf die Straße gehetzt.

„Tut mir Leid. Ich hab verpennt. Warte, ich hol schnell mein Fahrrad. – He, was ist denn mit dir los? Du machst ja ein Gesicht, als wäre dein Gummibärchen gestorben. Bist du etwa noch immer traurig wegen Mark-Philipp?"

***

Mark-Philipp ging jetzt mit Katharina. Mittlerweile hatte sich Britta damit abgefunden, obwohl es immer noch sehr weh tat. Jeden Morgen dachte Britta, sie hätte es geschafft, sie sei über ihn hinweg, aber kaum sah sie in der Schule seine schönen Hände, kaum begegnete sie seinem intensiven Blick, begann ihr Herz verliebt zu wummern – und alles ging wieder von vorne los. Der Schmerz, die Enttäuschung, die Trauer. Die Verdrängung. Der Trotz.

Britta konnte sich noch gut an den Tag erinnern, an dem sie Mark-Philipp zum ersten Mal knutschend vor dem Schultor gesehen hatte. Es war kurz nach den Weihnachtsferien gewesen. Britta, Babette und Janine hatten noch etwas Wichtiges zu besprechen gehabt, deshalb hatten sie als Letzte den Klassenraum verlassen. Der

Schock war ihr wie ein Blitz in alle Glieder gefahren, als sie mit ansehen musste, wie Mark-Philipps schöne Hände Katharinas Taille besitzergreifend umfasst hielten, wie Mark-Philipp seine neue Freundin verliebt anlächelte, sich verlegen durchs zerzauste Haar fuhr.

Das alles hätte auch mir gelten können, hatte Britta mit einem dicken Speer im Herzen gedacht und sich an die Weihnachtsferien erinnert.

Nach den Feiertagen hatte Mark-Philipp überraschend angerufen und sie ins Kino eingeladen. *Sieben Zwerge* von Otto. Den Film hatte sich Britta schon angeschaut, aber nur mit Babette, Janine, Benny und Patrick. Nicht mit einem tollen Typen auf dem Nebensitz. Überwältigt vor Freude hatte sie zugesagt. Vom Film hatte Britta nicht viel mitbekommen. Zu sehr war sie damit beschäftigt gewesen, Mark-Philipps Bewegungen zu registrieren, aus dem Augenwinkel heraus. Ab und zu spürte sie, wie Mark-Philipp sie aufmerksam von der Seite musterte. Sie hoffte, dass sein Urteil gnädig ausfiel, dass sie ihn nicht bei näherer Betrachtung enttäuschte. Aber hätte er sonst immer wieder wie unabsichtlich seine Schulter an ihre gelehnt, seine Hand wie zufällig neben ihre auf die schmale Armstütze gelegt?

Britta war selig gewesen. Ihr Gesicht glühte vor Aufregung, als sie nach dem Film zusammen mit den anderen Leuten aus dem Kino drängten. Immer wieder wurde Mark-Philipp von hinten gegen ihren Rücken, gegen ihre Seite gedrückt.

Im Foyer tranken sie noch eine Cola – Britta Wasser – und unterhielten sich verkrampft. Über die Schule, die Lehrer, die Schüler. Darüber, wer mit wem fest zusammen war. Ob Luisa nun wirklich mit dem Sportreferendar ging oder nicht. Über Herrn Stoltes Mundgeruch, über Frau Lungwitzens mini Miniröcke. Darüber, dass Toni seine Unterhosen nur alle drei Tage wechselte.

„Das ist ja ekelhaft!", hatte Britta angewidert ausgerufen und übermütig drauflosgekichert. „Das muss ich unbedingt Janine verraten, bevor es zu spät ist."

Mark-Philipp hatte begeistert mitgelacht, aber plötzlich war er ganz ernst geworden. Hatte sie mit einem veränderten, fremden Gesichtsausdruck angesehen. Hatte ihre Hand genommen und sie mit seinen schönen, gefühlvollen Händen auf sein Knie gedrückt. Hatte sich kurz geräuspert.

„Sag mal, Britta, wie sieht's aus? Ich finde, wir sind ein gutes Team. Willst du meine Freundin sein? Ich meine, ähm, willst du mit mir gehen?"

Brittas Herz war vor lauter Schreck kurz stehen geblieben. Da war sie nun, die Frage, die sie sich seit langem gewünscht hatte, auf die sie sich so viele sehnsuchtsvolle Tage und Nächte vorbereitet hatte. Wie oft hatte sie Mark-Philipp in ihren Träumen diese Frage stellen lassen. Immer und immer wieder. Jedes Mal hatte sie erfreut und bereitwillig „ja" gerufen, jedes Mal waren sie sich dann erleichtert und verliebt in die Arme gefallen, hatten sich leidenschaftlich geküsst. Aber nun hing diese Frage zwischen Mundgeruch und stinkigen Unterhosen und traf Britta völlig unvorbereitet.

„Ich … ich weiß nicht", stammelte sie verwirrt und wusste sofort, dass das ein Fehler gewesen war. Mark-Philipps Gesicht verhärtete sich, seine Hände entließen ihre Hand in die Freiheit, sein Mund küsste den Strohhalm seiner Cola.

„Okay", sagte Mark-Philipp in einem kühlen, geschäftsmäßigen Ton. „Sag halt Bescheid, wenn du es dir überlegt hast."

Darauf war Britta aufs Klo geflüchtet.

Na klar, hatte sie gedacht und sich enttäuscht in den Arm gekniffen. Immer und immer wieder. Mark-Philipp glaubte nun, dass „Ich weiß nicht" „nein danke" bedeutete, ein höfliches, freundlich verpacktes, schonendes Nein. Dabei war es Britta in ihrer ersten Verwirrtheit nur so herausgerutscht. „Ich weiß nicht." Ihr Schutzsatz in so vielen unberechenbaren Situationen. Ein Schutzsatz, um Zeit zu gewinnen. Um herausfinden zu können, welche Antwort gerade gewünscht war. Aber diesmal hatte sie gewusst, was für eine Antwort gewünscht war, was für eine Antwort sie hatte geben wollen, und ihr Herz hatte längst laut und vernehmlich „ja" geschrien, aber es war nicht bis an ihre verwundbare Oberfläche gedrungen. Sein verliebter Ruf war in ihrer dicken, empfindlichen Elefantenhaut stecken geblieben.

Britta hatte sich verärgert die Hände gewaschen, hatte ihr Spiegelbild kämpferisch angesehen und sich vorgenommen: Du gehst jetzt da raus und sagst ohne weitere Umschweife „Ja!" Er wird dich sicher nicht noch einmal fragen.

Aber als sie an ihren Tisch zurückkehrte, telefonierte Mark-Philipp gerade mit Florian, und als er endlich aufgelegt hatte, war der geeignete Augenblick vorbei. Die Gelegenheit verpasst. Ihr Mut zerstäubt. Mark-Philipp und Britta bezahlten jeder für sich, dann fuhren sie auf getrennten Wegen nach Hause.

***

Danach hatte Mark-Philipp nicht mehr angerufen und Britta hatte ihren Mut nicht wieder zusammenflicken können, um sich bei ihm zu melden. Was, wenn ihr Ja zu spät käme, wenn er es sich plötzlich anders überlegt hätte. Wenn *er* es auf einmal wäre, der „Ich weiß nicht" sagte und nach einer Ausrede suchen musste. Diese Demütigung wollte sie sich besser ersparen.

Zwei Wochen später hatte er dann mit Katharina am Schultor gestanden.

„Herzilein", rief Babette, während sie im Affentempo die schmale Fußgängerbrücke hinunterheizten, „du musst nicht traurig sein. Wenn der sich mit so einer doofen Tusse einlässt, ist der keinen Pfifferling wert. Kopf hoch. Es gibt noch so viele andere hübsche Jungs auf der Welt. Zum Beispiel der neue süße Kellner vom Amalfi. – Aber: Hände weg! Der ist schon für mich reserviert."

„Keine Sorge", beruhigte Britta ihre Freundin. „Den will ich auch gar nicht haben."

Sie wollte nicht den dummdreisten Kellner vom Amalfi, der keine Gelegenheit ausließ, ahnungslose junge Mädchen erst zu bequatschen, dann zu betatschen. Sie wollte auch Florian nicht, dem Babette nach einer kurzen, heftigen Affäre völlig überraschend den Laufpass gegeben hatte: „Was für ein Bauer!" Sie wollte auch Thierry nicht mehr, obwohl er sie damals in Paris so oft zum Lachen gebracht hatte. Sie wollte nur einen: Mark-Philipp.

***

Aber vielleicht war es ja besser so. Sie hatte doch überhaupt keine Zeit für einen Freund. Morgens war Schule. Und nachmittags musste sie Hausaufgaben machen und für Tests und Klassenarbeiten lernen und die Kalorien vom Mittagessen abtrainieren. Zwei- bis dreimal die Woche ging sie jetzt schwimmen. Am Mittwochnachmittag war Schulsport und ab und zu wollte sie sich auch noch mal mit ihren Freundinnen treffen, die sowieso der Meinung waren, sie kapsele sich ab. Und jetzt würde sie sich wegen der teuren Abführmittel, wegen ihres geschröpften Sparkontos bald auch noch einen Job suchen müssen. Wo blieb da noch Zeit für einen Freund? Sie hatte ja kaum mehr Zeit für sich selber. Für ein gutes Buch. Für ein entspannendes Puzzle. Für das Vervollständigen ihrer Kartei der vom Aussterben bedrohten Tierarten. Aber das alles lief ja nicht weg. Das alles konnte warten. Die Tiere würden so oder so aussterben, auch ohne dass sie ihnen mit ihrer Kartei ein Denkmal setzte. Erst mal musste sie ihren Körper bändigen, seinen unmäßigen, überdimensionalen Hunger in den Griff kriegen. Gut, dass sie rechtzeitig mit dem Diäthalten angefangen hatte. Wie hätte sich diese maßlose Gier sonst auf ihren lipophilen, fettliebenden Körper ausgewirkt?

Ein bisschen ließen sich ihre Tätigkeiten auch komprimieren. Ein Buch lesen konnte sie auch auf dem Hometrainer. Vokabellernen ging auch beim Joggen auf der Stelle. Beim Schwimmen formulierte sie die Antworten auf die Englischfragen vor. So schlug sie zwei Fliegen mit einer Klappe. Außerdem verbrannte ihr Gehirn durch das gleichzeitige Training von Kopf und Körper ein paar wichtige Kalorien zusätzlich.

Vielleicht war es gut so, wie es war. Vielleicht gab Katharina ihr die Zeit, die sie brauchte, um endlich ihre Idealfigur zu erreichen. Erst wenn sie ihre Fettpölsterchen nicht mehr unter weiten T-Shirts und breiten Hosen verstecken musste, würde sie sich Mark-Philipp ohne Scham hingeben können. Bis dahin hätte er sicher längst erkannt, dass Katharina eine langweilige Blödschwätzerin war. Dass ein üppiger Vorbau nicht alles war, was eine Freundin zu bieten haben musste. Mark-Philipps neugieriger Blick, der sie letztens nach vorne an die Tafel begleitet hatte, gab Anlass zur Hoffnung. Sie war ihm noch nicht egal. Er hatte noch ein paar Gefühle für sie über. Es war noch nicht alles verloren.

***

„Hast du eine Ahnung, was wir Janine zum Geburtstag schenken können?“, fragte Babette in der großen Pause, als Janine auf der Toilette war. Britta zuckte die Schultern.

„Vielleicht einen Kuchen?“, schlug sie vor und hatte schon die tollsten Kreationen im Kopf: Schokoladentorte mit kühler Nuss-Nougat-Sahne-Füllung oder Marzipantorte mit braunem und weißem Teig und Marmeladenfüllung und kleinen Marzipanschweinen als Verzierung. Aber Babette hob nur anklagend die Augenbrauen.

„Janine ist doch auf Diät“, erinnerte sie ihre Freundin.

Britta sah Babette entgeistert an. Diät? Janine? Davon hatte sie ja noch gar nichts mitbekommen.

„Janine macht Diät?“, rief sie. Verwirrt. Verärgert. „Wozu? Sie ist doch schon so dünn.“

Sie ist doch schon so schön, dachte Britta eifersüchtig. So schön mit ihren langen, dunklen Haaren und ihren dunkelbraunen, mandelförmigen Augen. So schön, wie sie selber nie würde sein können. Selbst wenn sie noch so viel abnahm.

„Musst du gerade sagen", erwiderte Babette und musterte Britta mit einem missbilligenden Blick. „*Du* solltest mal lieber wieder etwas mehr Kuchen essen. Du bist ja nur noch ein Strich in der Landschaft. Machst du etwa immer noch Diät?"

„Nein, nein", versicherte Britta, „ich bin zufrieden, so wie ich jetzt bin. Aber ich will auch nicht wieder zunehmen." Britta wand sich unter Babettes ungnädigen Augen. Schnell versuchte sie das Thema zu wechseln.

„Vielleicht sollten wir Janine ein romantisches Candle-Light-Dinner mit ihrem Traummann schenken", sagte sie und fand ihre spontane Idee auf einmal gar nicht so übel. Aber Babette seufzte nur.

„Sie ist doch auf Diät, Baby."

„Dann schlag du doch was Besseres vor", raunzte Britta gereizt zurück. Wenn Babette mit all ihren Einfällen unzufrieden war, wozu fragte sie sie überhaupt? Babette schien sich dann auch längst etwas Tolles ausgedacht zu haben. Ihre Augen leuchteten, als sie anfing zu sprechen.

„Mir schweben da eher Musicalkarten vor. Im Capitol gibt es seit Januar eine neue Show. Die kennt unsere musicalbegeisterte Janine ganz bestimmt noch nicht. Das hätte ich mitgekriegt, wenn sie da reingegangen wäre. Da hätte sie uns bestimmt den ganzen Tag die Ohren voll geschwärmt."

„Aber Musicalkarten sind doch sauteuer“, wandte Britta zweifelnd ein.

„Weiß ich ja. Aber wenn alle, die zu ihrer Geburtstagsparty eingeladen sind, zusammenschmeißen und wenn wir zwei Karten der billigsten Kategorie nehmen, müsste das nach meinen Berechnungen hinhauen. Zur Not nehmen wir nur eine.“

Britta hatte noch eine andere Idee.

„Und die Musicalkarten verstecken wir dann in einem kleinen Kuchen“, trumpfte sie auf. Babette lachte aggressiv.

„Kuchen. Kuchen. Candle-Light-Dinner. Denkst du eigentlich nur ans Essen?“

***

Nein, Britta dachte nicht ständig ans Essen. Aber ohne Essen konnte der Mensch nun mal nicht leben. War es da nicht natürlich, dass man ab und zu ans Essen dachte? Essen beruhigte. Essen tröstete. Essen gab Geborgenheit. Wenn die Welt um einen herum aus den Fugen geriet. Wenn einem ein unverhoffter Anruf, eine fremde Stimme den Boden unter den Füßen wegzureißen versuchte.

„Guten Tag. Britta? Hier ist Nina Münch.“

Nina Münch? Nie gehört. Woher kannte diese Frau ihren Namen?

„Britta, sag mal, ist dein Vater da?“

Es war Freitagnachmittag, drei Uhr. Paps war gerade eben nach Hause gekommen. Woher wusste die fremde Frau das? Normalerweise arbeitete Paps freitags doch mindestens bis fünf.

„Ist dein Vater da?“
„Jaaa …“ Lauernd. Abwartend.
„Kann ich ihn mal sprechen?“
Die Stimme klang jung, hübsch und erfolgreich. Selbstbewusst und ein bisschen ungeduldig. Klang nach orangerotem Lippenstift. *Ambitious Orange.*
„Kann ich ihn mal sprechen?“
„Ich seh grad mal nach.“ Widerstrebend. Abweisend.
Britta horchte an Papsens geschlossener Arbeitszimmertür. Hoffte, dass Paps schwer beschäftigt war, unter keinen Umständen gestört werden wollte.
„Paps?“
„Hhm?“
„Da ist eine Frau für dich am Telefon.“
„Was will sie denn?“
„Keine Ahnung.“
„Lass dir ihre Telefonnummer geben. Sag ihr, ich ruf zurück. Hat sie ihren Namen gesagt?“
„Nina Münch oder so ähnlich.“
„Ach so, ja … ähm …. das ist natürlich … das ist wichtig. Stell mal durch.“
Plötzlich war Paps wie verwandelt. Saß nicht mehr zusammengekauert an seinem Schreibtisch, sondern richtete sich auf. Sah nicht mehr nachdenklich auf seine Papierberge, sondern bündelte seinen Blick, schaute hoch und an Britta vorbei zur Tür. Zur Diele. Zum Telefon. Räusperte sich. Schloss verdächtigerweise die Tür wieder, nachdem Britta zurück in den Flur getreten war.

Britta hätte den Hörer vom anderen Gerät nicht auflegen müssen. Hätte das Gespräch durchstellen und am anderen Apparat mithören können, was die beiden so Geheimnisvolles zu bereden hatten. Aber sie war schließlich nicht Mama. Trotzdem konnte sie es nicht vermeiden, dass ihr Körper sämtliche Antennen ausfuhr, dass ihr Fledermausohren wuchsen, Ultraschallpeiler, Sonarempfänger. Konnte nicht verhindern, dass ihr Echolotsystem süß säuselnde Geräusche auffing, begeistertes Bärenbrummen, kehliges Kichern. Redete man so mit einer Geschäftspartnerin? Mit einer Mitarbeiterin? Mit einer Person, die nur beruflich von Interesse war?

***

„Mama, kennst du eigentlich Nina Münch?“, fragte Britta am frühen Abend, als Mama vor dem Fernseher saß und sich eine Quizshow ansah und Paps im nahe gelegenen Park joggen war.

„Wer soll das sein?“ Mama nahm ihren Blick nicht von der Mattscheibe.

„Ach, so ein Mädchen aus meiner Schule, das bei einem Talentwettbewerb den ersten Preis gewonnen hat. Stand ganz groß im Stadtanzeiger.“

„Aha“, erwiderte Mama nur mäßig interessiert und schaute sich weiter die Quizsendung an.

Nun hatte die Gefahr einen Namen. Eine Stimme.

Britta hatte Angst, dass Paps diese Frau lieber mochte als Mama. Als Benny. Als Britta.

Britta ging in ihr Zimmer. Lief ein bisschen auf der Stelle. Fand keine Ruhe. Sie brauchte unbedingt ein Gesicht. Ein Gesicht zu dem gefährlichen Namen, zu der bedrohlichen

Stimme. Ein Gesicht, das sie aus vollem Herzen hassen konnte.

„Ich geh noch ein bisschen Fahrrad fahren“, rief sie Mama von der Diele aus zu. „Das Wetter ist so schön.“

Sollte Mama ruhig glauben, dass sie es tat, um Kalorien zu verbrennen, um die schlaffe Haut ihrer Beine zu straffen. Zugegeben, das war ein positiver Nebeneffekt. Aber diesmal hatte sie ein anderes Ziel. Den ganzen Park würde sie abfahren, alle Wege entlangrasen, bis sie Paps endlich gefunden hätte. Würde ganz überrascht tun, als hätte sie ihn gar nicht dort erwartet, als wäre sie nur zufällig dort vorbeigekommen. Nicht ohne Genugtuung würde sie ihren Paps schwitzen und stammeln sehen. Würde den warnenden Blick registrieren, den Paps zu seiner Begleiterin hinüberschickte, zu einer jungen, perfekt geschminkten Joggerin in hautengem T-Shirt und kurzen Sweat-Shorts, die die langen, makellosen, braun gebrannten Beine optimal zur Geltung brachten.

„Britta, darf ich dir meine Kollegin Nina Münch vorstellen?“, würde Paps schließlich, korrekt wie immer, sagen. „Nina, das ist meine Tochter Britta.“

Nina würde ihr plumpvertraulich die Hand entgegenstrecken und irgendeinen dahingesülzten Spruch vom Stapel lassen: „Schön, dass ich dich endlich kennen lerne. Frank hat mir schon so viel von dir erzählt.“

Frank. Sie würde ihren Paps Frank nennen und Britta hätte endlich ein Gesicht, das sie aus vollstem Herzen hassen konnte.

***

Als Britta nach Hause kam, saß Paps längst frisch geduscht am Abendbrottisch.

„Wo warst du denn?“, wollte er wissen, während er zufrieden seine Hackfleischpastete zerstückelte.

Interessiert dich doch gar nicht wirklich, dachte Britta bitter. Du fragst doch bloß aus Pflichtgefühl. Weil Väter ihre Kinder immer fragen, wo sie gewesen sind.

„Ich war Abführmittel kaufen“, antwortete Britta provozierend, obwohl das ausnahmsweise gar nicht stimmte. Aber diese Information schien keinen zu alarmieren.

„Wenn du so wenig isst, brauchst du dich nicht zu wundern, dass du nicht aufs Klo kannst“, sagte Mama im altbekannt vorwurfsvollen Ton. „Was soll denn da noch rauskommen?“

„Iss morgens mal ein Müsli oder etwas Trockenobst. Das drückt“, meinte Paps fachkundig.

„Außerdem musst du viel mehr trinken“, quengelte Mama. „Bei dem warmen Wetter mindestens zwei Liter pro Tag. Du wirst sehen, dann kommt die Verdauung von allein in Gang. Und deine Haut ist dann auch nicht mehr so trocken und schuppig.“

„Das kommt vom vielen Schwimmen.“ Natürlich musste auch Benny seinen Senf dazugeben. „Guck mal, dir wachsen ja schon Schwimmhäute zwischen den Fingern. Jetzt ist mir auch klar, warum seit Wochen nur Geblubber aus deinem Mund kommt. Meine Schwester ist ein Fisch. Blubb. Blubb. Blubb.“

„Pass auf, dass du dein freches Maul beim nächsten Sprung vom Einmeterbrett gut unter Verschluss hältst, sonst kommt da bei dir bald noch nicht mal mehr blubb, blubb heraus.“

„Ich wusste gar nicht, dass Fische so bissig sein können."

„Piranhas schon."

„Oh, ich seh schon, unsere Frau Professor Tierforscherin kennt sich aus."

„Besser als du auf jeden Fall."

„Könnt ihr euch eigentlich immer nur streiten?", jammerte Mama. „Was soll ich mit euch Streithammeln bloß anfangen?"

Britta wusste eine Lösung. Benny würde mit Nina Münch und Paps gehen, wenn der endgültig von zu Hause auszog, und sie würde bei Mama bleiben. Oder umgekehrt. Britta hatte keine Ahnung, für wen sie sich im Ernstfall entscheiden sollte.

***

Britta hatte Janine trotzdem einen Kuchen gebacken. Es war nur ein einfacher Napfkuchen, in Herzform, mit Zuckerguss und Smarties drauf, so wie sie ihn als Kind gerne gegessen hatte. Kuchen, fand sie, gehörte zum Geburtstag einfach dazu. Babette sah sie kopfschüttelnd an, aber Janine umarmte sie erfreut und stellte den Kuchen zu den anderen Fressalien aufs Büfett. Britta war enttäuscht, traute sich aber nicht zu sagen, dass der Kuchen nur für Janine, nicht für die anderen Gäste bestimmt war. Auf keinen Fall für Katharina, aber zum Glück kam Mark-Philipp ohne seine Freundin.

Als endlich alle da waren, drehte Babette die Musik leiser und ergriff das Wort. Überreichte der strahlenden Janine einen großen, weißen Umschlag, den Babette mit vielen bunten Zeitschriftenschnipseln beklebt hatte. Janine öffnete ihn gespannt und juchzte begeistert auf.

„Super! Astrein! Klasse! Mensch, endlich hab ich wieder was, worauf ich mich freuen kann."

„Und du kannst deinen Märchenprinzen auch noch mitnehmen", sagte Babette, angesteckt von Janines Begeisterung, und drückte sich verliebt gegen Nico, den dummdreisten Kellner vom Amalfi.

„Märchenprinz?", spottete Janine. „Wer soll denn das sein?"

Alle schauten automatisch zu Toni rüber. Toni fläzte sich breitbeinig in einem Sessel und kratzte sich ungeniert am Sack. Alle lachten. Janine schüttelte sich. Mark-Philipps Augen fingen Brittas Blick ein und ließen ihn lange nicht los.

Die Party war in vollem Gang. Kleine, bunte Lämpchen hingen in den riesigen Palmwedeln des Wintergartens. Darunter saß Babette und knutschte leidenschaftlich mit dem dummdreisten Amalfi-Kellner, der seine Hand schon in Babettes Hose hatte. Janine lief aufgekratzt durchs Wohnzimmer und kümmerte sich um ihre Gäste. Viele tanzten. Andere quatschten. Einige spielten Flaschendrehen. Ein paar Jungen sahen sich irgendein Fußballspiel im Fernsehen an.

Britta hatte keine Lust zu tanzen. Fußball interessierte sie nicht die Bohne. Sie hatte auch nicht die Absicht, beim Flaschendrehen einen Seelenstriptease hinzulegen: „Wie viele Jungen hast du schon geküsst? – In wen bist du zur Zeit verknallt? – Hast du schon mal mit einem Jungen geschlafen?"

Britta hatte sich in die kleine Bibliothek geflüchtet und blätterte nun in einem Bildband über alte Flugzeuge.

„Ich habe gelogen", sagte plötzlich eine heisere Stimme gleich neben ihrem Ohr. Britta zuckte zusammen. Mark-Philipp grinste zufrieden. Britta hatte sich schnell von dem Schreck erholt.

„Inwiefern?", fragte sie vorsichtig.

„Toni wechselt gar nicht nur alle drei Tage die Unterhosen."

„Nicht?", wiederholte Britta betroffen und suchte verlegen nach einer Entschuldigung, wie sie so etwas auch nur ansatzweise hatte glauben können.

„Er wechselt seine Unterhosen nur einmal in der Woche", sagte Mark-Philipp und strahlte sie gut gelaunt an. Britta prustete los. Mark-Philipp stimmte mit ein. Dann wurde er wieder ernst.

„Du hast so ein schönes Lachen", sagte er mit fast zärtlicher Stimme. Er musterte sie eindringlich. „Aber das zeigst du viel zu selten. In letzter Zeit sehe ich dich immer nur mit einem zusammengepressten Strichmund über den Pausenhof hetzen. Was ist los? Wo ist das schöne Lächeln geblieben? Hast du Probleme?"

Britta hob abwehrend die Schultern.

„Nur das Übliche halt. Schule und so."

„Hast du Stress mit deinen Eltern? Liebeskummer?"

Britta wurde sauer.

„Hey, was soll denn das jetzt werden? Machst du einen auf Psychoheini oder was? Mir geht's gut. Muss ich die ganze Zeit mit einem aufgeklebten Dauergrinsen durch die Gegend laufen, nur damit du mir glaubst?"

Mark-Philipp kam näher. Nahm ihr den Bildband

ab und legte ihr besänftigend die Hände auf die Schultern.

„Natürlich nicht. Entschuldige."

Britta befreite sich aus seinem Griff. Diese Nähe tat weh. Diese Nähe konnte sie nur noch in ihren Träumen ertragen. Unruhig suchte Britta ihre Hosentaschen nach einem Kaugummi ab. Ihr fiel ein, dass sie seit dem Apfel am Morgen den ganzen Tag nichts mehr gegessen hatte. Sie hatte Angst, dass sie unangenehm aus dem Mund roch. Das kam öfter vor, wenn ihr Magen lange nichts zu tun gekriegt hatte.

Glücklicherweise hatte Benny sie rechtzeitig darauf aufmerksam gemacht.

„Bah, du müffelst aus dem Mund", hatte er ihr neulich in seiner gewohnt zartfühligen Art ins Gesicht gesagt, als Britta auf Mamas ausdrücklichen Wunsch hin Bennys Englischhausaufgaben kontrollierte.

„Ja", hatte Mama daraufhin bekräftigt, „das ist mir auch schon aufgefallen."

Britta war bestürzt gewesen. Warum hatte sie dann nie was gesagt? Wollte sie, dass sich ihre Tochter blamierte?

Seitdem hatte Britta immer zuckerfreien Kaugummi dabei. Nur gerade jetzt nicht. Das machte Britta nervös.

Mark-Philipp lehnte an dem hohen Bücherschrank und steckte die Hände in die Hosentaschen. Er räusperte sich.

„Ich hab dich nur nach deinen Problemen gefragt, weil du so schrecklich dünn geworden bist."

Schrecklich dünn? Sie war doch nicht dünn. Allenfalls schlank. Vollschlank. Aber klar, wenn Mark-Philipp auf dicke Titten stand, wenn er ihre eher kleinen Brüste zum

Maßstab nahm, war sie natürlich schrecklich dünn. Dabei hatte sie am Morgen schon wieder 46,5 Kilo gewogen. Neulich waren es schon mal 46,0 Kilo gewesen. Dabei hatte sie sich fest vorgenommen, bis zu Janines Party 45 Kilo zu wiegen. 45,0. Zumindest die 46 zu unterschreiten. Aber ihr Hunger, ihre Gier nach Süßigkeiten lagen permanent auf der Lauer. Warteten ungeduldig auf den Moment, da sie nicht aufpasste, da sie geschwächt, von irgendetwas abgelenkt war. Dann sprangen sie ihr wie wilde Raubtiere an die Kehle und ließen sich nur mit Schokolade oder Kuchen wieder in den Käfig locken.

Mark-Philipp besah sich die Flugzeuge in dem Buch.

„Interessierst du dich für Flugzeuge?“, fragte er verblüfft.

Britta schüttelte den Kopf.

„Nein. Aber fürs Fliegen.“

Mark-Philipp sah sie anerkennend an. Das tat so gut. Sie wollte mehr davon.

„Ich will später den Pilotenschein machen.“

Sie wollte mehr Streicheleinheiten, mehr anerkennende Blicke, mehr lobende Worte. Aber Mark-Philipp sagte nur: „Wenn du dann noch lebst.“

Britta blickte erschrocken hoch. Was hatte er vor? Wollte er sie umbringen?

„Wieso?“, fragte sie zaghaft und schielte Hilfe suchend ins benachbarte Wohnzimmer.

„Katharina meint, du seist magersüchtig. Stimmt das?“

Aha, daher wehte also der Wind. Katharina wollte Mark-Philipp einreden, sie sei krank und schwächlich. Geistesgestört.

„So ein Quatsch!“, lachte sie. „Ich hab doch mit voller Absicht abgenommen.“

Britta lachte noch einmal, noch lauter. Lachte ein gesundes, lebensfrohes Werbelachen. Aber Mark-Philipp schien ihr die gute Laune nicht abzukaufen.

„Ich hab dich heute auf der Fete noch gar nichts essen sehen“, erwiderte er skeptisch.

„Hab ich aber“, log Britta, trotzig wie ein bockiges Kleinkind.

„Und was, wenn ich fragen darf?“

„Ein paar Frikadellen, ein – nein, zwei Stücke Brot und ein dickes Stück Kuchen.“

„Welchen Kuchen?“

„Na den, den ich Janine mitgebracht habe.“

„Von dem hat noch keiner was gegessen“, sagte Mark-Philipp grimmig. Britta sah ihre Felle davonschwimmen. Angriff war die beste Verteidigung.

„Sag mal, soll das ein Verhör sein? Hast du von Katharina den Auftrag bekommen, mich auszuquetschen? Ich bin weder dir noch Katharina darüber Rechenschaft schuldig, wann und was und wie viel ich esse. Du hörst dich schon an wie meine Mutter.“

Mark-Philipp grinste entschuldigend.

„Das scheint kein Kompliment zu sein.“

„Ist es auch nicht“, knurrte Britta, aber dann lächelte sie verschmitzt, als sie sah, wie sich Mark-Philipp verlegen durch die Haare fuhr. Sie gewann wieder Oberwasser. Mark-Philipp hatte es nicht geschafft, ihre Mauer zu durchbrechen. Schon fühlte sie sich als Siegerin. Die Euphorie ließ sie leichtsinnig werden.

„So, damit du ein für alle Mal beruhigt bist, werde

ich jetzt vor deinen Augen ein dickes Stück Kuchen essen."

Sie zog Mark-Philipp zum Büfett. Schnitt die Spitze aus dem Herzen, versuchte so viele Smarties wie möglich zu ergattern. Nahm vor Mark-Philipp Aufstellung. Fing an, große Stücke in ihren Mund zu stopfen. Mark-Philipp war das sichtlich peinlich.

„Du brauchst nicht mir zuliebe ein Stück Kuchen zu essen, wenn du nicht magst", sagte er und wand sich wie ein Fisch im Netz.

Aber Britta war wie im Fieber. An Aufhören war erst mal nicht zu denken. Noch ein Stück aus der Mitte, noch ein Stück aus dem linken Herzbogen, aus dem rechten, ein Stückchen für Mama, ein Stückchen für Paps, ein großes Stück für Pitti. Einen Bissen für Babette, einen klitzekleinen für die Diät haltende Janine, einen riesengroßen für Mark-Philipp. Kurze Zeit später hatte sie den ganzen Kuchen aufgegessen. Mark-Philipp staunte nicht schlecht: „Na, dann gibt's ja morgen schönes Wetter."

Aber das glaubte Britta überhaupt nicht. Schon sah sie die erste große, prallvolle Gewitterwolke drohend über den Himmel ziehen. Frikadelle! Frikadelle!, rief ihr die nächste schwarzgraue Wolke zu. Nimm noch eine Frikadelle, ist jetzt eh alles egal. Und Britta nahm eine Frikadelle, nahm noch eine, eine für Benny, eine für Opa Horst, eine für Mark-Philipp, damit er endlich Ruhe gab.

Mark-Philipp sah sich um. Suchte eine Flucht-, eine Rückzugsmöglichkeit vor dem Raubtier, das Britta soeben aus dem Käfig gelassen hatte. War gleichzeitig fasziniert, hypnotisiert von Brittas schmatzendem, schlingendem Anblick.

Britta aß noch: fünf Scheiben Fleischwurst, ein paar Kekse, ein Partybrötchen, ein dickes Stück Käse. Dazwischen immer wieder Chips.

Irgendwann ließ das Raubtier fauchend ab von ihr und verzog sich zufrieden gähnend in eine Ecke seines Käfigs. Ließ Britta zurück mit ihrem zum Zerreißen vollen Bauch. Mit den Schmerzen, mit dem Himmel voller Gewitterwolken, die auf sie niederregneten, bis die Regentropfen aus ihren Augen quollen.

„Siehst du jetzt, wie schwer es für mich ist abzunehmen?“, schluchzte sie. Die Jungen vor dem Fernseher sahen neugierig herüber. „Siehst du jetzt, was für eine esssüchtige Schlampe ich bin? Dass ich auf mein Gewicht achten *muss,* um nicht als Fettklumpen zu enden?“ Die tanzenden Mädchen stießen sich an und schielten sensationslüstern von Mark-Philipp zu Britta und wieder zurück. „Jetzt habe ich bestimmt wieder ein oder zwei Kilo zugenommen und du erzählst mir was von Magersucht und Verhungern. So eine ausgemachte Scheiße.“

Britta wankte zur Tür. Ihr war kotzübel. Mark-Philipp und die Blicke der Tanzmädchen und Fußballjungen folgten ihr.

„Bist du jetzt zufrieden?“, presste Britta zwischen zwei Heulattacken hervor, während sie hektisch in ihre Jeansjacke zu schlüpfen versuchte.

„Tut mir Leid“, sagte Mark-Philipp und sah ehrlich betroffen aus. „Ich wollte nicht … ich wusste nicht …“

„Was wusstest du nicht?“, fragte Britta, atemlos vor Wut.

„Dass du so eine kleine Raupe Nimmersatt sein kannst“, antwortete Mark-Philipp und lächelte sie versöhnlich an.

„Ja“, sagte Britta mit tränenerstickter Stimme und öffnete hastig die Haustür, „nur dass ich mich am Ende nicht in einen wunderschönen Schmetterling verwandele, sondern in eine ekelige, fette, quabbelige Made.“

Sommer

Britta hatte Angst.

In ein paar Wochen begannen die Sommerferien. Das bedeutete, dass die Lehrer nun dauernd über Noten sprechen wollten. Dass sie sich mit besorgtem Dackelblick zu ihr umdrehen und über ihre mangelnde mündliche Mitarbeit klagen würden.

„Mensch, Britta, wenn du nur ein bisschen zum Unterricht beitragen würdest! Dann könnte ich dir guten Gewissens eine Zwei geben. So aber …"

Britta hatte Angst vor den Ferien. Hatte Angst vor der großen, wochenlangen Leere, die ihr damit bevorstand. Hatte Angst, dass sie ohne Gerüst aus Verpflichtungen in ein tiefes, lethargisches Loch fiel, dass sie ihre unbändige Gier nach Essen nicht mehr unter Kontrolle halten konnte. Sie hatte Angst vor dem Urlaub in Italien, in dem Mama gerne Spaghetti mit mächtiger Bolognesesoße kochte oder dickteigige Pizza beim Bäcker kaufte. Sie hatte Angst vor den abschätzigen Blicken der gut aussehenden Italiener, die ihr unmissverständlich zu verstehen geben würden, dass sie den Aufnahmetest in die Riege der schönen Mädchen nicht bestanden hatte. Dass sie kein lohnendes Flirtobjekt für sie war: zu schüchtern, zu langweilig, zu dick. Nein, nicht mehr zu dick. Die Beckenknochen ragten schon erschreckend deutlich heraus, die Ellenbogen waren spitz und eckig. Ihre Knie wirkten überdimensional groß, die Füße sahen aus wie lange, dünne Hasenpfoten, ihre Oberschenkel wie pockige Hühnerbeine. Ihr Busen war auf zwei winzige Hügel zusammengeschrumpft. Nein, nicht zu dick, aber zu unproportioniert. Wenigstens so lange müsste sie noch Diät halten, bis sich ihr Körper an die neuen 40,3 Kilo gewöhnt hatte. Bis sich ihr verbliebenes Fett umgeschichtet hatte und alles harmonischer aussah. Nein, ihr Körper war nicht der Superkörper, den sie sich einst erträumt hatte. Einzig ihr schmales Gesicht gefiel ihr. Es sah zart und feinfühlig aus und entsprach viel mehr ihrem verletzlichen, unsicheren Inneren als das plumpe, mienenlose Pausbackengesicht, das sie noch vor einem Jahr herumgetragen hatte.

Vor eineinhalb Wochen war ihr Geburtstag gewesen. Auch davor hatte sie Angst gehabt. 15 Jahre. Kein kleines Kind mehr. Laut Kalorientabelle durften Mädchen zwischen 15 und 19 durchschnittlich 500 Kalorien pro Tag mehr essen. 500 Kalorien! Das war fast eine ganze Tafel Schokolade mehr. Aber für sie galt das nicht. Sie hatte einen anderen Körper. Einen anderen Stoffwechsel. Sie nahm ja schon zu, wenn sie Schokolade nur ansah. Sie musste sich jedes Stück Schokolade hart verdienen, mit zusätzlicher Bewegung mühselig abarbeiten. Natürlich könnte sie das Stück Schokolade auch einfach *nicht* essen. Stattdessen lieber Obst oder ein Stück Knäckebrot. Aber dann hätte sie ja überhaupt keine Freude mehr im Leben. Nichts wofür sich das Aufstehen lohnte.

***

Britta sah auf die Uhr. Erst 4.22 Uhr. Unmöglich. Viel zu früh, um aufzustehen. Aber ihr Magen signalisierte Hunger und hielt ihr Gehirn vom Einschlafen ab. Fünf Uhr. Frühestens um fünf Uhr durfte sie aus dem Bett steigen und etwas essen. Wie sollte sie sonst den langen, zähen Tag überstehen?

4.31 Uhr. Nur noch eine halbe Stunde, dann durfte sie zu ihrem geheimen Vorratslager gehen und sich ein Festmahl aus Süßigkeiten gönnen. Andererseits: Ob sie die Süßigkeiten jetzt aß oder 29 Minuten später, war im Grunde auch egal. Der Tag würde nur 29 Minuten länger werden. Das würde sie ja gerade noch aushalten können. Aber sie hatte sich nun mal diese unverrückbare Grenze gesetzt – und die galt es einzuhalten. Fünf Uhr. Erst ab fünf Uhr morgens durfte sie etwas essen. Sonst würden sie spätestens am Abend unerträgliche Heißhungerattacken quälen, die sie dann nur mit Mühe und letzter Kraft ersticken konnte. Vor lauter Erschöpfung würde sie eine halbe Stunde früher ins Bett gehen. Und am Morgen eine halbe Stunde früher aufwachen. *Noch* eine halbe Stunde früher. Sie hätte damit nichts gewonnen.

4.35 Uhr. Noch 25 Minuten. Das war absehbar. Trotzdem, wo sie schon mal wach war, konnte sie die Zeit ja effektiv nutzen und ein paar Gymnastikübungen machen. Nach der langen, faulen Nacht brauchten ihre Pomuskeln dringend Bewegung. Ein paar Hampelmänner, um den Kreislauf in Schwung zu bringen. Ein paar Sit-ups für den immer noch viel zu weichen, viel zu fraulichen Bauch. Ein paar Rumpfbeugen für die Beweglichkeit. Ein paar Dehnübungen für die Geschmeidigkeit. Ein Spagat, um zu beweisen, dass sie es immer noch konnte.

Der Wecker sprang um auf fünf Uhr. Um die Vorfreude auf all die leckeren Schleckereien ein wenig zu bewahren, joggte sie noch drei Minuten auf der Stelle, aber dann konnte sie es wirklich nicht länger aushalten. Sie öffnete ihr altes New-York-Skyline-Puzzle und holte ihre Schätze hervor: eine glänzende Tafel Noisette-Schokolade, eine Schachtel Schokoladenkekse, ein Twix und ein Milky Way. Mit Süßigkeiten und zwei Flaschen Mineralwasser kroch sie zurück ins Bett. Legte sich auf den Bauch, zog die Bettdecke über ihren kalten, hungrigen Körper. Nahm das erste der sieben Privatpilotenbücher hervor, die sie sich alle zum Geburtstag gewünscht hatte: Bd. 1 Technik I, Bd. 2 Flugwetterkunde, Bd. 3 Technik II, Bd. 4a Flugnavigation, Bd. 4b Funknavigation, Bd. 4c Satellitennavigation, Bd. 5 Luftrecht. Mit einem dumpfen, engen Schmerz im Brustkorb dachte sie an Papsens spöttisches Gesicht, das er gemacht hatte, als er die Bücher auf ihrem Gabentisch hatte liegen sehen: „Na, da hast du dir aber einiges vorgenommen."

Er erinnerte sie ungehalten an ihre Vier minus in Physik, wies sie mahnend auf ihr mangelndes Verständnis für technische Zusammenhänge hin.

„Na ja, aber tu du mal", hatte er schließlich gönnerhaft gesagt. „Du hast ja noch ein paar Jährchen Zeit, bis du den Führerschein machen darfst."

Das hatte am meisten weh getan. Dass Paps es ihr nicht zutraute. Dass er an ihren intellektuellen Fähigkeiten zweifelte. An ihrem Fleiß. An ihrem Willen. Aber das würde sie ihm schon beweisen, dass sie alles konnte, was sie sich in den Kopf gesetzt hatte. Wenn sie früh genug anfing, würde sie die Bücher bis zum 18. Geburtstag beinahe auswendig können, würden ihr die vielen verwirrenden Abkürzungen in Fleisch und Blut übergegangen sein: UKW, NDB, ADF, SSR, GPS, MOZ, UTC, OTF. VOR/LLZ. Dann würde Paps verschämt zu Boden blicken, wenn sie als eine der jüngsten Pilotinnen Deutschlands ins Register eingetragen werden würde. Auf diesen Tag würde sie von nun an verbissen hinarbeiten, auf den schwindeligen Moment, da sie Paps triumphierend gegenübertreten und ihn zu einem Rundflug über die Stadt einladen würde. Dieses Ziel wollte sie von nun an nicht mehr aus den Augen verlieren.

Mit zittrigen Fingern riss sie die Verpackung der Schokolade auf. Öffnete das erste Buch auf der ersten Seite: Flugzeugkunde. Steckte sich das erste zuckersüße Stück Schokolade in den Mund, um ihre Gedanken wieder gefügig, ihr Gehirn wieder aufnahmefähig zu machen. Hauptbestandteile des Flugzeugs: Seitenflosse, Seitenruder, Höhenruder, Höhenflosse. Alles zusammen war das Heckleitwerk. Zwischendurch ein paar Schlucke Mineralwassser. Noch ein Stück Schokolade. Rumpf, Flügelwurzel, Landeklappe. Schokolade. Querruder. Randbogen. Schokolade. Flügelhinterkante. Schokolade. Flügelvorderkante. Schokolade. Schokolade. Luftschraube = Propeller. Schokolade. Schokolade. Motorverkleidung. Schokolade. Hauptfahrwerk. Schokolade, Schokolade, Schokolade.

Als Nächstes kamen wie jeden Morgen die Schokoladenkekse dran. Danach das Twix und zuletzt das Milky Way. Innerhalb kürzester Zeit war alles aufgegessen, die schönste Zeit des Tages vorbei. Die Zeit, die nur ihr gehörte, ihren Träumen und Zielen. Den Rest des Tages würde sie nun damit zubringen müssen, den riesigen Kalorienberg, mit dem sie ihren armen Magen belastet hatte, abzutrainieren. Bisher hatte das immer ganz gut geklappt, sogar ein Mittagessen von 250 Kalorien war meist noch drin gewesen. Das Mittagessen *musste* sie essen, wegen Mama, weil die sonst ihre Drohung wahr machte und sie zum Arzt schleppte.

„Ich habe Angst", hatte sie neulich mit feucht schimmernden Augen gesagt. Der vorangegangene Wutanfall war auf einmal wie ein windgeblähtes Laken in sich zusammengefallen. „Ich habe Angst, dass du verhungerst. Schau dich doch mal an. Du siehst aus wie ein Gespenst. Nie im Leben wiegst du 50 Kilo, wie du mir weismachen willst."

Und nie im Leben würde Britta in ein Krankenhaus gehen, wie Mama ihr immer wieder androhte. Nie im Leben würde sie sich eine Sonde in den Bauch legen lassen, die sie künstlich ernährte. Die Bücher auf dem Nachttisch hatten düster-deprimierende Horrorszenarios in Mamas verschrobener Gedankenwelt entstehen lassen: Magersucht und Bulimie, Wege aus der Essstörung, Der goldene Käfig, Gewitter im Bauch. Britta hatte sie sich heimlich angeschaut, hatte fasziniert, erschreckt, zu Tode erschreckt darin gelesen. Hatte verblüffende Parallelen zu den Magersüchtigen in den Büchern festgestellt, die Rituale ums Essen, der extreme Bewegungsdrang, die Lügen, die Tricks, die Abführmittel. Aber sie war nicht krank. Sie hatte schließlich mit voller Absicht abgenommen. Sie war nicht süchtig. Sie wollte gar nicht mager sein. Nur schlank. Wohlproportioniert und schlank. Ihr einziges Problem war, dass ihr Körper lieber dick sein wollte. Dick und mit einer schützenden Fettschicht überzogen. Nur deshalb musste sie täglich wie eine Kranke gegen ihren Körper kämpfen. Nur deshalb musste sie Methoden anwenden, die denen der Magersüchtigen ähnelten. Aber sie wollte nicht sterben. Sie wollte sich nicht umbringen, darin bestand der entscheidende Unterschied. Sie wollte nur einen schlanken, schönen Körper haben, dazugehören zu den Erfolgreichen und Angesagten dieser Welt. War das so schwer zu verstehen?

***

Britta beobachtete eine Wolke. Sah sie mit kaum wahrnehmbarer Geschwindigkeit über den strahlend blauen Himmel ziehen. Es gab viele Arten von Wolken. Tiefe, hohe, mittelhohe Wolken. Quell-, Schicht- und Eiswolken. Cumulus, Cumulonimbus. Stratocumulus, Stratus, Nimbostratus. Altocumulus, Altostratus. Cirrus, Cirrostratus, Cirrocumulus. Bei dieser Wolke musste es sich um eine Cumuluswolke handeln, um eine Schönwetter-Schäfchenwolke, die keinen Regen mit sich brachte, sondern am Abend, nach Ende der Sonneneinstrahlung, klammheimlich wieder verschwand.

Britta kämpfte sich durchs aufgewühlte Wasser. Überall waren Leute: kreischende, spritzende Unterstufler, verliebt planschende Pärchen, rücksichtslos rempelnde Rüpel. Am schlimmsten, fand Britta, waren die im Zeitlupentempo schwimmenden alten Leute, die sie mit ihren letzten Kraftreserven umschwimmen musste. Am liebsten wäre sie aus dem vollen Becken geflüchtet, auf ihre Handtuchinsel inmitten all der anderen Handtücher, Sonnenschirme und Liegestühle. Heute wurde ihr auch gar nicht richtig warm. Ihre Hände und die Zehen fühlten sich schon beunruhigend taub an. Aber sie war erst bei Bahn 19. Wenn sie ihre gewohnten 30 Bahnen nicht vollendete, würde sie den ganzen Tag das unerträgliche Gefühl mit sich herumschleppen, versagt zu haben. Müde quälte sie sich erneut von einem Beckenende zum nächsten. Noch nie war ihr das Becken so lang vorgekommen. Das Wasser so dick und zäh. Befremdet beobachtete sie ihre hektisch kreisenden Arme. Bahn 20. Normalerweise fühlte sie sich im Wasser leicht und beweglich wie ein Delfin. Heute war ihr Kopf schwer wie eine Bowlingkugel. Plötzlich fingen auch die Herzstiche wieder an. Ihr Brustkorb verengte sich, direkt über ihrem Herzen piekte es ganz fürchterlich, drückte ihr die Luft ab. Bahn 21. Jetzt nicht schlappmachen, befahl sich Britta. Es waren schließlich nur noch neun Bahnen. Mehr als zwei Drittel hatte sie bereits hinter sich.

Die Stiche über ihrem Herzen hörten nicht auf. Ihr Kopf fing an zu wummern. Einfach ignorieren, entschied Britta. Nachher konnte sie sich noch lange genug auf die faule Haut legen.

Nur noch acht Bahnen. Sieben. Sechs. Auf der großen, breiten Steintreppe neben dem Nichtschwimmerbecken entdeckte sie auf einmal Janine und Babette. Daneben Mark-Philipp, der breitbeinig und mit in die Hüften gestemmten Händen zum Zehnmeterbrett hochschaute. Dort oben standen Toni und Florian und klaubten ihren Mut zusammen. Toni versuchte Florian hineinzuschubsen, aber Florian wehrte sich. Die Schwimmmeisterin nahm ihr Mikrofon und wies die beiden zurecht. Toni ließ ab von Florian und kletterte die Leiter wieder hinunter. Florian wagte sich erneut an den Rand, zögerte, schwankte, sprang. Janine, Babette und Mark-Philipp klatschten begeistert Beifall.

Noch drei Bahnen. Ihre Beine fühlten sich fremd an.

Wie Gummibeine, die man an ihren Körper geklebt hatte. Noch immer waren die Finger und Zehen taub, noch immer war der Brustkorb viel zu eng. Die Stiche hatten aufgehört. Aber ihr Herz war in den Kopf gewandert und schlug dort wie verrückt.

Noch zwei Bahnen. Nur noch einmal hin und her. Noch einmal an dem abartig schmusenden Pärchen vorbei, um die alte, behäbige Schildkröte mit der roten Badekappe herum. Noch einmal neben dem tollen Typen wenden.

Endlich war es geschafft. 30 Bahnen. Diesmal war es ein schwerer, mühsamer Kampf gewesen, aber nun konnte sie sich wenigstens ohne schlechtes Gewissen aufs Handtuch legen und sich von der Sonne durchwärmen lassen.

***

„Hallo!“

Während sie im Wasser gewesen war, hatten sich noch mehr Handtücher auf der platt getrampelten Wiese breit gemacht, waren ihrer kleinen, sicheren Handtuchinsel unangenehm nah auf die Pelle gerückt. Gleich neben ihr saß eine kichernde, gackernde, glucksende Gruppe von Mädchen, die etwas jünger zu sein schienen als sie selber.

„Hallo!“

Das schlanke, dunkelhäutige Mädchen mit den krausen Zöpfen war ihr sofort bekannt vorgekommen. Auch Kenya schien sie trotz tropfnasser Haare wieder erkannt zu haben. Ihr ziellos umherschweifender Blick war plötzlich an ihrer frierenden Gestalt haften geblieben.

„Machst du immer noch Ballett?“, wollte Kenya freundlich wissen.

Britta schüttelte den Kopf.

„Ich hab mal ein paar Probestunden mitgemacht, in der Ballettschule Sommerfeld am Schauspielhaus. Aber die Lehrerin war so ein furchtbarer Giftzahn, da hab ich es nicht lange ausgehalten."

Kenya lachte zustimmend.

„Das habe ich auch schon gehört."

Britta trocknete sich ab. Wickelte sich bibbernd in ihr großes Badelaken. Sie zuckte mit den Schultern. „Ich hab eh genug für die Schule zu tun. – Und du? Bist du noch bei Herrn Kubajka?"

Kenya nickte. Wollte noch was sagen. Zögerte. Dann gab sie sich einen Ruck.

„Ich tanze jetzt deinen gelben Walzer."

Brittas Magen krampfte sich eifersüchtig zusammen. So schnell ging das also. Herr Kubajka weinte ihr anscheinend keine Träne nach. Britta versuchte sich ihre Enttäuschung nicht anmerken zu lassen.

„Das Kleid steht dir bestimmt super", sagte sie. Viel besser als ihr mit ihrer bleichen Sommersprossenhaut.

Kenya lachte sie wieder an, zeigte dabei ihre beneidenswert weißen Zähne.

„Herr Kubajka war nicht ganz so begeistert. Nun musste er das Kleid schon wieder ändern lassen."

Britta nickte wissend.

„Klar, es war dir bestimmt viel zu weit."

„Zu weit?", wunderte sich Kenya. „Wie kommst du denn auf die Idee? Es war viel zu eng. Ich hätte keinen einzigen Sprung damit machen können, ohne dass der Trikotstoff gerissen wäre."

Zu eng? Britta glaubte sich verhört zu haben. Wollte

Kenya sie auf den Arm nehmen? Schon immer hatte sie Kenya um ihre makellose Figur beneidet. Nie im Leben konnte ihr das Kleid zu eng sein. Kenya sah sie musternd an.

„Du hast noch mehr abgenommen." Mehr Feststellung als Frage.

Britta kauerte sich Schutz suchend unter ihrem Handtuch zusammen. Sah zu den überfüllten Treppen hinüber. Janine und Babette waren nirgends zu sehen. Auch Mark-Philipp, Florian und Toni suchte sie vergebens. Vielleicht waren sie alle ins Wasser gegangen.

„So ein bis zwei Kilo", murmelte sie schließlich.

Kenya hob ungläubig eine Augenbraue. Schluckte einen Kommentar hinunter.

„Sag mal, bist du krank?", fragte sie stattdessen neugierig. „Du bist so blass."

Britta wurde wütend. Was ging Kenya ihre Gesundheit an?

„Gegen dich ist jeder blass", antwortete sie gereizt. Kenyas schönes Lächeln verschwand.

„Kommt ihr mit?", wandte sie sich wieder ihren kichernden Freundinnen zu. „Ich brauch jetzt unbedingt eine Erfrischung." Die anderen Mädchen nickten begeistert und rannten schon mal vor. Kenya blieb noch einmal stehen. Drehte sich zu Britta um.

„Wenn du mich fragst, solltest du dringend mal zum Arzt", sagte sie mit frostiger Stimme. „Du siehst nicht gut aus."

Ich hab dich nicht um deine Meinung gebeten, dachte Britta verärgert und legte sich flach wie ein Brett in die Sonne. Ihr war noch immer unendlich kalt. Ihr ganzer

Körper war mit grobpockiger Gänsehaut überzogen. Was soll's?, dachte sie weiter. Mit Kenya hatte sie sowieso nichts mehr am Hut. Sie würde nie mehr in die Ballettschule Kubajka zurückkehren, nicht nach dem peinlichen Vorfall bei der ersten Weihnachtsaufführung. Auch wenn sie die Atmosphäre dort manchmal schmerzlich vermisste. Die Übungen, die Tänze, die Aufregung, die Vorstellungen, den Geruch. Den Traum von einer Karriere als Tänzerin. Sie musste den Tatsachen ins Auge sehen. Sie hätte es niemals bis ganz nach oben geschafft. Dazu war sie längst viel zu alt. Dazu hätte sie viel früher viel mehr trainieren müssen. Aber nun konnte sie noch nicht mal mehr davon träumen – und das tat weh.

Egal, wenn sie Kenya vor den Kopf gestoßen hatte. Sie waren sowieso immer mehr Konkurrentinnen gewesen als Freundinnen. Egal. Für Freundschaften hatte sie im Moment sowieso keine Zeit.

***

„Hey, was bist du denn für eine treulose Tomate?"

Britta blinzelte gegen die Sonne. Hielt abschirmend eine Hand vor die Augen. Sie erkannte die Umrisse von Janine und Babette, die sich gerade am Kiosk ein Eis gekauft hatten.

„Wieso hast du in der Schule nicht gesagt, dass du ins Schwimmbad willst? Dann hätten wir doch zusammen gehen können."

Babette sah sie beleidigt an. Britta setzte sich auf.

„Ich wollte eigentlich gar nicht schwimmen gehen", versuchte sie sich herauszureden. „Ich hab mich ganz spontan dazu entschlossen."

Janine blieb skeptisch.

„Und warum bist du uns dann nicht suchen gekommen? Du wusstest doch, dass wir ins Schwimmbad wollten."

„Hab ich ja", verteidigte sich Britta und schlang schützend die Arme um ihren noch immer zitternden Körper. „Aber ich hab euch nicht gefunden."

Die Wahrheit war, dass Britta lieber schwimmen wollte. Richtig schwimmen. Nicht nur ein paar Bahnen hin und her planschen zur Abkühlung. Nicht nur ein paar alberne Spielchen am Rand mit den Jungen. Sie wollte in Ruhe ihre Bahnen ziehen. Und nachher, wenn ihr wieder wärmer war, wollte sie noch ein Kapitel aus der Flugwetterkunde durcharbeiten. Faules Nichtstun machte sie nervös.

„Ist ja auch egal", meinte Babette versöhnlich. „Komm einfach mit. Du siehst ja ganz erfroren aus. Ich wüsste da jemanden, der dich auf warme Gedanken bringen kann."

Britta schluckte ihren Ärger hinunter. Kapierte sie es noch immer nicht? Sie wollte nichts mehr von Mark-Philipp. Auch wenn inzwischen Schluss war zwischen ihm und Katharina. Die Geschichte war abgeschlossen. Vergessen und vorbei. Eine peinliche Jugendschwärmerei, nichts weiter. Sie hätten eh niemals zusammengepasst. Trotzdem ließ sie sich von Babette und Janine überreden, mit zu den Treppenstufen zu kommen. Warum auch nicht!? Immerhin hatte sie ihr Schwimmpensum erfolgreich absolviert. Das Kapitel zum Thema Großwetterlagen Mitteleuropas konnte sie sich auch am Abend noch vornehmen.

Als sie sich aufrichtete, fing ihr Herz panisch an zu flattern wie ein verängstigter Vogel in einem zu engen Käfig.

Ihre Ohren rauschten und vor ihren Augen bildete sich ein waberndes schwarz-weiß-rotes Muster.

„Was ist los?“, fragte Babette alarmiert. „Geht's dir nicht gut?“

Britta atmete einmal tief durch.

„Doch, doch. Alles in Ordnung“, versicherte sie. Aber das Herzklopfen und das Ohrenrauschen ließen nur langsam nach. Das Muster vor ihren Augen war glücklicherweise schneller verschwunden.

„Hier, leck mal an meinem Eis“, meinte Janine, „dann geht es dir gleich besser.“

Sie hielt Britta ihr angebissenes Magnum vor die Nase. Britta presste entsetzt die Lippen aufeinander und schüttelte energisch den Kopf. Janine blieb hartnäckig.

„Nun komm, probier mal. Du bist doch völlig unterzuckert.“

„Mir geht's prima“, behauptete Britta störrisch und setzte sich zum Beweis mit festen Schritten in Bewegung. Mit der letzten Kraft, die sie noch aufbringen konnte, unterdrückte sie ihr Zittern. Die Kälte in ihrem Körper wollte sich auch von der warmen Sommersonne nicht vertreiben lassen. Babette und Janine stapften hinterdrein.

„Hey, was für ein seltener Besuch“, begrüßte sie ein triefend nasser Toni, der soeben mit Florian aus dem Wasser zurückgekehrt war. „Musst du heute mal ausnahmsweise nicht lernen?“

Babette warf Toni einen bösen Blick zu. Mark-Philipp, der bäuchlings auf einem Handtuch lag und in einer Fußballzeitschrift blätterte, kam ihr zu Hilfe.

„Du bist ja bloß neidisch, weil dein Zeugnis nicht so gut ausfallen wird wie Brittas.“

Toni zog eine höhnische Grimasse.

„Oh, entschuldige“, sagte er. „Ich wusste nicht, dass du an dem Klappergestell noch immer interessiert bist.“

„Ach, halt deinen Rand!“ Wütend funkelte Mark-Philipp seinen Kumpel an. Dann vertiefte er sich wieder in seine Fußballzeitschrift.

Britta schlotterte. Ihr wurde einfach nicht warm.

„Willst du dich nicht umziehen?“, fragte Babette fürsorglich. „Du bist ja schon ganz blau im Gesicht.“

Britta schüttelte den Kopf.

„Ich bin okay. Macht euch mal keine Gedanken um mich.“

Sie drehte sich wie Mark-Philipp auf den Bauch und legte ihren Kopf auf die Arme.

„Du musst dich eincremen“, bestimmte Janine, „sonst hast du morgen einen üblen Sonnenbrand.“

Ausnahmsweise gab Babette ihr Recht.

„Und die Creme hält dich auch schön warm“, fügte sie hinzu.

„Nee, lass mal“, wehrte Britta ab und vergrub ihr Gesicht tiefer zwischen ihren Armen. Sonnencreme bestand zu großen Teilen aus Fett. Fett hatte Hunderte von Kalorien. Und ihre Haut hatte Millionen von Poren, durch die die Creme in Sekundenschnelle in ihren Körper sickern konnte. Wenn schon Kalorien, dann sollten sie wenigstens schmecken.

Aber nach ein paar Minuten, in denen ihr die bibbernde Kälte jeden klaren Gedanken raubte, gab sie reumütig nach. Wie sollte sie heute sonst ihr Pilotenscheinpensum schaffen?

„Na gut, gebt mal her das fiese, glibberige Zeug.“

Wenn sie nur ganz, ganz wenig auftrüge, eine ganz, ganz dünne Schicht, dann würde es mit den Kalorien nicht ganz so schlimm sein. Vielleicht würde ihr so endlich wärmer. Zur Not konnte sie später noch ein paar Bahnen schwimmen gehen.

„Soll ich dir den Rücken eincremen?“, erbot sich Mark-Philipp. Toni und Florian grinsten breit.

„Nicht nötig, antwortete Britta schnell. „Es geht schon.“

Berührung tat weh. Berührung weckte Sehnsüchte, entzündete Hoffnungen. Gab Versprechen, die von der Wirklichkeit niemals erfüllt werden konnten. Versprechen, die sie selber niemals würde halten können. Dann lieber keine Berührung, keine Träume, keine Hoffnung. Aber eben auch keinen Schmerz, keinen Verlust. Was man nicht kannte, was man nie kennen gelernt hatte, konnte man nicht vermissen, konnte ihr nicht weh tun. Aber vielleicht hatte sie sich da geirrt. Nachdem sie sich wieder hingelegt hatte, fühlte sie Mark-Philipps schöne, gefühlvolle Hände beinahe körperlich über ihren Rücken gleiten. Liebevoll streichelte er jeden Knochen, ließ keine noch so winzige Stelle ihrer trockenen Gänsehaut aus. Liebkoste ihren Körper, den sie selber so abgrundtief hasste. Tränen traten ihr in die Augen. Wie könnte er sie je lieben, wenn sie es selber noch nicht mal schaffte?

Ihre Haut glänzte gefährlich. Das nichtsnutzige Herumliegen machte sie verrückt. Am liebsten hätte sie ihre Flugwetterkunde herausgeholt, wollte aber keine weiteren abfälligen Kommentare mehr riskieren. Die Creme half ihr auch nicht beim Warmwerden, also war alles umsonst gewesen. Kalorien, die nicht geschmeckt hatten, Kalorien, die nicht Mark-Philipps Hände auf ihrem Rücken verteilt hatten. Kalorien, die sofort, so schnell wie möglich aus ihrem Körper verschwinden mussten, sonst würde sie sich am nächsten Morgen noch nicht mal mit leckeren Süßigkeiten belohnen können. Dann wäre alles aus.

„Ich geh noch mal schwimmen", verkündete sie deshalb und sprang wie elektrisch geladen auf. Babette und Janine tauschten einen vielsagenden Blick. Mark-Philipp legte seine Zeitschrift beiseite.

„Ich komm mit", entschied er und sah sie mit seinen unverschämt schönen Augen herausfordernd an.

„Ich schwimme aber Bahnen", warnte Britta ihren Klassenkameraden vor.

„Ich auch", antwortete der und sprang bereits die großen, breiten Treppenstufen hinunter. Britta lief hinterher. Ein kurzer Moment, in dem ihr alles egal war. Die Kalorien auf, in, unter ihrer Haut, die Schraubklemme um ihrem Kopf, der Schüttelfrost ihres Körpers. Ein winziger Moment, in dem sie sich leicht und schön und begehrenswert fühlte. Sollten sie alle sehen. Sollten alle denken, dass sie mit diesem hübschen Jungen zusammen war. Sollten alle glauben, dass, wenn sich ein solch gut aussehender Junge mit einem solch unscheinbaren Mädchen abgab, mehr hinter ihrer langweiligen Fassade stecken musste.

„Komm, wir machen ein Wettschwimmen", schlug Mark-Philipp vor.

Wettschwimmen. Das war gut. Das verbrannte viele Kalorien. Britta nickte glücklich. Aber noch bevor sie sich ins eiskalte Wasser hinablassen konnte, spürte sie einen zusammengeknüllten, krampfenden Schmerz in ihrem

Magen. Kalter Schweiß brach ihr aus. Die Welt kippte zur Seite. Dann kam die Dunkelheit.

***

Ein leises, beruhigendes Rauschen, das allmählich immer lauter wurde, das sich schließlich in seine Einzelteile zerlegte, in das Lachen, Rufen, Kreischen, Wasserplanschen unzähliger Menschen.

„Sie kommt wieder zu sich“, sagte eine energische weibliche Stimme. Irgendjemand hielt ihre Hand. Britta sah sich um. Ein kleiner abgedunkelter Raum mit Medizinschränkchen an der Wand. Sie selber lag auf einer Liege. Eine Decke verhüllte ihren kalten Körper. Irgendjemand hielt ihre Hand.

„Der Rettungswagen kommt gleich“, sagte eine besorgte Mädchenstimme. Babette.

„Rettungswagen? Aber wieso …?“

„Du bist ohnmächtig geworden“, erklärte Babette. „Und dabei ziemlich unglücklich gefallen.“

„Bin ich verletzt?“, fragte Britta geschockt und spürte nun eine pochende, brennende Stelle an ihrer Stirn. Spürte eine warme, träge Flüssigkeit, die ihr langsam an der Schläfe hinunterrann. Blut! Erschrocken wollte ihre Hand nach der Wunde tasten, das Ausmaß ihres Unfalls untersuchen, aber noch immer hielt sie eine andere Hand fest umklammert. Es war eine schöne, gefühlvolle Hand. Erst jetzt nahm sie Mark-Philipps Gegenwart wahr.

„Geht’s wieder?“, fragte er freundlich, fast schüchtern.

Britta nickte und wollte sich aufsetzen, aber ein wilder Schwindel hinderte sie daran.

„Bleib besser liegen, bis die Rettungsleute kommen", riet die Schwimmmeisterin. „Die müssten jeden Moment hier sein."

Rettungsleute? Aber sie musste nicht gerettet werden. Sie hatte einen kleinen Unfall gehabt. Einen Schwächeanfall. Weiter nichts.

„Mir geht's gut", behauptete Britta, als die Rettungssanitäter eingetroffen waren und ihren Puls befühlten, ihre Pupillen begutachteten, den Blutdruck maßen, die Wunde versorgten.

„So gut anscheinend doch nicht", sagte einer der beiden Sanitäter, ein hübscher südländischer Typ. „Man kippt nicht einfach so um. Oder bist du vielleicht schwanger?"

„Nein!", antwortete Britta entrüstet.

„Könntest du es sein?", fragte der Sanitäter weiter.

„Nein", entgegnete Britta, jetzt zögernder. Es sollte sich nicht so anhören, als wüsste sie es nur deshalb mit solcher Sicherheit, weil sie noch nie mit einem Jungen geschlafen hatte.

Stirnrunzelnd blickte der Sanitäter auf das Blutdruckmessgerät. „90 zu 60. Das ist nicht gerade viel. Bist du oft müde?"

Britta schüttelte den Kopf.

„Überhaupt nicht."

„Ein normaler Blutdruck sollte ungefähr bei 120 zu 80 liegen", belehrte sie der andere Sanitäter, ein lustig aussehender, blonder junger Mann mit randloser Nickelbrille.

„Ich habe grundsätzlich einen niedrigen Blutdruck", wehrte Britta ungeduldig ab. Die Sanitäter ließen nicht mit sich diskutieren.

„Wir nehmen dich trotzdem besser mit zur Beobachtung. Deine Kopfwunde ist schon ziemlich übel. Vielleicht hast du eine Gehirnerschütterung. Deine Hände und Füße sind sehr kalt und blau. Könnte ein Zeichen von Unterkühlung sein. Sicher ist sicher. Wenn nichts ist, kannst du ja vielleicht heute Abend schon wieder nach Hause."

Heute Abend? Schon? Schon wieder nach Hause? Sollte das ein Witz sein? Wie sollte sie da die hoch fettige Sonnencreme abtrainieren? Und im Krankenhaus würde sie sicher haufenweise irgendwelche Tabletten schlucken müssen, die jede wieder sinnlose Kalorien in ihren Körper schmuggelte. Und dann würde sie sicher ein ekelhaftes Abendessen vorgesetzt bekommen, das sie unter der Aufsicht einer resoluten Krankenschwester aufessen müsste.

„Ich bin okay", versicherte Britta, aber die Sanitäter ließen sich nicht umstimmen.

„Geh besser mal mit", meinte nun auch Babette. „Kontrolle kann nicht schaden."

Du hast leicht reden, dachte Britta verächtlich. Sie musste ja nun nicht in ein stickiges, ungelüftetes Krankenhaus, das nach Desinfektionsmitteln stank und vor humpelnden alten Leuten nur so wimmelte. Sie konnte zurück auf die Treppe in die Sonne, konnte weiter mit Florian flirten, in den sie sich auf einer Fete vor ein paar Wochen neu verliebt hatte.

Aber Babette entschied anders.

„Ich begleite dich", sagte sie. Sagte es so, dass Widerspruch kaum möglich war. In diesem Moment kam Janine angerannt.

„Hier sind deine Sachen", rief sie atemlos. Zupfte aufgeregt ihr knappes Bikinioberteil zurecht, als sie den hübschen dunkelhaarigen Sanitäter erspähte. Der musterte sie überwältigt.

„Ist mein Pilotenscheinbuch auch dabei?", erkundigte sich Britta. Wenigstens mit Lesen wollte sie die verplemperte Zeit im Krankenhaus wieder gutmachen. Vielleicht konnte sie sogar zwei Kapitel durcharbeiten. Dann hätte sie morgen ausnahmsweise einen freien Tag. Außerdem verbrauchte Lernen eine Menge Kalorien.

Janine durchsuchte Brittas Rucksack. Zog ein langes, dünnes, schwarzgraues Buch heraus: „Meinst du dieses hier?" Gleichzeitig flatterte ein zerknittertes kariertes Blatt Papier zu Boden. Janine bückte sich, um es aufzuheben. Britta wurde glühend heiß, als ihr einfiel, was auf diesem Blatt Papier geschrieben stand: Mark-Philipp Mark-Philipp Mark-Philipp. In verschiedenen Schriftarten. In Schreibschrift. In Druckschrift. In Kursivschrift. Mal wie eine Unterschrift schwungvoll hingekritzelt, mal liebevoll verschnörkelt aufs Papier gemalt. Mit kleinen Herzen auf den „I". Mark-Philipp. Mark-Philipp Eickhoff. Und einmal auch: Britta Eickhoff.

Janine blickte amüsiert zu ihr hoch.

„Mein Lesezeichen", erklärte Britta schnell. „Gib her." Bevor Mark-Philipp seinen Namen hundertfach auf dem Blatt entdeckte. Britta zog ihre Hand aus Mark-Philipps warmer, fester Umklammerung. Aber Mark-Philipp war schneller. Nahm Janine das peinliche Stück Papier aus den Händen. Sein Blick streifte den vertrauten Namen in unvertrauter Schrift. Stumm überreichte er Britta das Blatt. Britta hätte sich am liebsten auf einen anderen Planeten gebeamt.

„Können wir?", fragte der Sanitäter mit der Nickelbrille

und Britta bejahte bereitwillig. Nur schnell weg, ganz weit weg. Von ihr aus auch ins Krankenhaus. In dieser Situation wäre ihr jeder Ort recht gewesen.

„Soll ich deinen Eltern Bescheid geben?", fragte Mark-Philipp, bevor sie auf einer Trage in den Krankenwagen geschoben wurde. Britta nickte dankbar. Sie schluckte. Erst jetzt wurde ihr bewusst, wie sehr sie Mark-Philipps warmen, vertrauten Händedruck vermissen würde.

***

„Das kommt überhaupt nicht in Frage."

Paps rotierte. Gleich nach der Arbeit war er ins Krankenhaus gefahren. Hatte sich noch nicht mal zu Hause umgezogen. Noch immer trug er sein am Rücken leicht zerknittertes Jackett, darunter ein durchgeschwitztes weißes Hemd. Wütend raunzte er die Krankenschwester an: „Meiner Tochter fehlt nichts. Ein kleiner Ohnmachtsanfall, wie ihn Mädchen in der Pubertät häufig haben. Auf keinen Fall bleibt Britta über Nacht im Krankenhaus. Das ist doch bloß Geldschneiderei. Ihnen geht es doch nur darum, dass die Betten gefüllt sind. Und die Krankenkasse wird wieder mal völlig unnötig belastet. Und wer kommt für den ganzen Mist auf? Wie immer die braven Steuerzahler natürlich. Das kommt überhaupt nicht in Frage. Ich will sofort den Chefarzt sprechen."

„Herr Dr. Heintzen ist nicht mehr im Hause", wagte die Krankenschwester zu widersprechen.

„Dann den Oberarzt. Oder den Assistenzarzt. Irgendein Arzt wird ja auch an diesem herrlichen Sommertag seine

Arbeit verrichten, statt auf dem Golf- oder Tennisplatz abzuhängen."

Schlecht gelaunt zog die Krankenschwester ab.

„Musst du immer gleich aufbrausen?" Mama war Papsens Ausbruch sichtlich peinlich. „Konntest du das nicht in einem freundlicheren Ton sagen? Die Krankenschwester tut doch auch nur ihre Pflicht."

Paps überhörte Mamas Kommentar.

„Ich versteh nicht, warum es so schwer ist, aus dem Krankenhaus entlassen zu werden. Das ist immer so. Wenn sie dich einmal in ihren Fängen haben, lassen sie dich nicht mehr los."

Britta schwieg. Wanderte unruhig zwischen Bett und Fenster hin und her. Blickte sehnsüchtig in den hübschen Park hinunter, dann auf das Fenster, das sich nur mit Mühe angekippt öffnen ließ. Sie wollte raus. So schnell wie möglich raus. Und deshalb war es ihr ausnahmsweise egal, dass Paps mal wieder einen Riesenaufstand machte. So wie damals im Restaurant, als auf der Herrentoilette Papierhandtücher fehlten: „Ich will sofort den Geschäftsführer sprechen." Ausnahmsweise fand sie es sogar toll, wie Paps sich für seine Tochter einsetzte. Fühlte sich geehrt, dass er wie ein Löwe um ihre Befreiung kämpfte, wie ein furchtloser Ritter um die entführte Prinzessin.

Wenige Minuten später trat der Oberarzt, Dr. Al-Safandi, ein. Er war noch ziemlich jung, hoch gewachsen und trug einen ganz kurzen, dunklen Bart. Reserviert begrüßte er die Eltern. Dann wandte er sich direkt an Britta: „Du möchtest nach Hause, habe ich gehört?"

Britta nickte.

„Dann werde ich dich gleich noch mal abschließend untersuchen. Ist dir noch immer kalt?“

„Ihr geht es gut“, antwortete Mama an Brittas Stelle.

„Ich habe Ihre Tochter gefragt“, erwiderte Dr. Al-Safandi freundlich, aber mit einer unterschwelligen Härte in der Stimme. Mama schwieg betreten.

„Ich bin wieder fit“, bekräftigte Britta und sah den Oberarzt beschwörend an.

„Deine Werte sind allerdings nicht so rosig“, gab Dr. Al-Safandi zu bedenken. „War es das erste Mal, dass du aus heiterem Himmel umgekippt bist?“

Britta dachte an Paris, an das Musée d’Orsay.

„Ja“, log sie und glaubte es plötzlich selber. „Vielleicht hab ich mich vorhin beim Schwimmen ein wenig übernommen.“

Der Arzt nickte bedächtig.

„Treibst du viel Sport?“

„Was hat das denn jetzt mit dem Krankenhausaufenthalt zu tun?“, schaltete sich Paps verärgert dazwischen.

„Sie ist ein sportliches Mädchen, das sich gerne bewegt“, unterbrach ihn Mama nervös. „Sie hat lange Jahre Ballett getanzt. Da kann man nicht so einfach von hundert auf null herunterschalten. Zur Zeit geht sie gerne schwimmen.“

„Warum hast du mit dem Balletttraining aufgehört?“, wollte Dr. Al-Safandi interessiert wissen.

Britta dachte an die katastrophale Weihnachtsaufführung, erzählte davon aber nichts. Sie tat gelangweilt.

„Hat mir auf einmal keinen Spaß mehr gemacht.“

„Hast du in letzter Zeit abgenommen?“

Entsetztes Schweigen. Auf diese Frage war keiner in der Familie vorbereitet gewesen. Mama fasste sich als Erste.

„Ja, schon“, sagte sie zögernd. „Aber ganz bewusst.“
„Warst du denn zu dick?“, fragte der Oberarzt weiter. Sah Britta eindringlich an. Ignorierte Mama und Paps völlig.
Britta wand sich.
„Na ja, nicht zu dick. Ein bisschen pummelig vielleicht. Mich hat's jedenfalls gestört.“
„Wie viel wiegst du zur Zeit?“
Britta überlegte fieberhaft. Ihr Gewicht kannte sie ganz genau. Aber was konnte, durfte sie sagen? Welcher Wert war hoch, aber auch glaubwürdig genug, dass der Arzt sie nicht misstrauisch auf die Waage schickte, sondern beruhigt und ohne weitere Kontrolle nach Hause?
„Ich hab mich schon länger nicht mehr gewogen.“ Britta lachte unsicher. „Aber ich schätze mal, so … fünfzig Kilo.“
Wusste ein Arzt, wie viel ein Mädchen von ihrer Größe wiegen durfte? Sie würde es nicht erfahren. Dr. Al-Safandi nickte nur und schrieb dabei eifrig etwas auf ein Blatt Papier. Schrieb und schrieb.
„Ich werde noch einmal deinen Blutdruck messen“, nuschelte er schließlich. Schrieb noch immer. „Wenn die Werte in Ordnung sind, kannst du von mir aus gleich im Anschluss nach Hause gehen.“
Er stand auf. Holte die Blutdruckmanschette. Pumpte sie auf, bis Britta ein unangenehmes Zwirbeln am Oberarm spürte. Ließ langsam die Luft heraus.
„90 zu 60“, sagte er schließlich. Britta sah, dass er überlegte.
„Mein Blutdruck ist immer so niedrig“, behauptete sie. „Das kommt davon, weil ich den ganzen Nachmittag hier

träge im stickigen Zimmer herumsitzen musste und keinen Sport treiben durfte. Da kann mein Blut doch nicht in Schwung kommen. Außerdem: ist doch besser als zu hoher Blutdruck – oder?"

Der Oberarzt erwiderte nichts. Schrieb nur wieder was in Brittas Krankenakte. Schrieb und schrieb. Schließlich sah er auf.

„Meiner Meinung nach wäre es besser, wenn du weiter zur Beobachtung im Krankenhaus bliebst. Dein Kreislauf ist nicht stabil. Deine Wunde am Kopf hat stark geblutet. Aber ich sehe schon, ich kann dich nicht umstimmen. Ich kann dich nicht hier behalten, wenn deine Eltern und du es nicht wollen. Ich bitte dich aber, gleich morgen früh zu deinem Hausarzt zu gehen und dich noch einmal gründlich untersuchen zu lassen, okay? Ich gebe dir einen Brief für ihn mit." Er reichte Britta einen verschlossenen Umschlag. Dann wandte er sich an Mama und Paps. „Wenn Sie dieses Formular bitte noch unterschreiben würden? Sie bestätigen damit, dass Sie und Ihre Tochter auf eigenen Wunsch das Krankenhaus verlassen."

Paps hatte bereits ungeduldig den Kugelschreiber gezückt und seine selbstbewusste Unterschrift aufs Papier gesetzt. Dr. Al-Safandi gab erst Britta, dann Mama, dann Paps die Hand. Seine Missbilligung war nicht zu übersehen. Aber das war Britta egal. Sie wollte nur raus. RAUS! Eilig schnappte sie sich ihren Rucksack und lief in den Gang. Mama und Paps kamen gemessenen Schrittes hinterher.

Paps sprach erst wieder, als sie im Auto saßen.

„So, Britta. Von jetzt an werde ich deine seltsamen Angewohnheiten nicht mehr dulden. Ab heute wirst du wieder jeden Abend mit uns am Tisch sitzen und mindestens ein Brot aufessen. Langsam habe ich die Faxen dicke.“

Britta bekam Panik.

„Aber ich habe doch schon im Krankenhaus zu Abend gegessen“, log sie.

„Dann isst du gleich eben noch ein zweites Mal zu Abend. So dürr, wie du bist, kann dir das sicher nicht schaden. Diesen Zirkus ums Essen werde ich künftig nicht mehr mitmachen, ist das klar?“

Britta schluckte. Sie wusste, dass Paps verärgert war, weil sie ihm seinen wohl verdienten Feierabend versaut hatte. Sie wusste aber auch, dass er es ernst meinte. Dass sie den Bogen überspannt hatte. Glücklicherweise hatte sie noch ein paar Abführtabletten im Schrank. Die konnte sie gleich nach dem Essen nehmen. Aber in Zukunft würde sie besser aufpassen müssen. So etwas wie heute im Schwimmbad durfte ihr auf keinen Fall noch einmal passieren. Mit leerem Blick sah sie das weitläufige Krankenhausgelände im Seitenfenster vorüberziehen. Auf einmal ertappte sie sich bei dem Gedanken, ob es ihr im Krankenhaus nicht doch besser ergangen wäre.

***

An diesem Abend konnte Britta lange nicht einschlafen. Aus dem Wohnzimmer drang das aufgeregte Gemurmel von Mama und Paps. Eine Krisensitzung. Irgendwann sprang sie heimlich aus dem Bett und lauschte an der Tür. Sie konnte nichts verstehen. Wusste aber, dass Mama und Paps über ihr Schicksal berieten, heimtückische Pläne ausheckten, um sie wieder dick und unansehnlich zu machen. Dick und ungefährlich.

Plötzlich heulte Mama auf.

„Hast du gesehen, wie dünn sie war? Ich hatte keine Ahnung …“

Sie schluchzte heftig. Paps wies sie zurecht.

„Vom Heulen wird die Sache auch nicht besser.“

Brittas Herz zog sich schmerzhaft zusammen. Arme Mama. Das hatte sie nicht gewollt. Dass sie sich solche Sorgen machte. Aber es war ihr Leben. Ihr Körper. Sie war es, die mit diesem pausbackigen Schlafmützengesicht anderen, hübscheren Leuten gegenübertreten musste. Die den Anblick anderer, dünnerer Leute ertragen musste.

„Tut mir Leid, Mama“, wimmerte Britta später im Bett, „ich will nicht, dass du dir Sorgen machst, aber ich habe doch keine andere Wahl. Keine andere Wahl!“

***

„Super! Klasse! Ganz großes Tennis!“ Benny tobte. „Wegen dir werden wir jetzt nicht nach Italien fahren. Danke. Danke schön! Vielen Dank!“ Seine Augen sprangen Britta an wie tollwütige Katzen. „Das ist mal wieder typisch für meine große Schwester. Will immer und überall im Mittelpunkt stehen. Die ganze Welt darf sich nur um dich drehen. Nur dann bist du zufrieden. Was nicht passt, wird passend gemacht. So, jetzt hast du’s ja wieder mal geschafft. – Weißt du was? Deine Hungerei geht mir ja so was auf den Zeiger. Von mir aus krepier doch. Dann bräuchte sich Mama keine Sorgen mehr zu machen und

Paps würde mich endlich wieder in Ruhe lassen. Danke. Vielen Dank auch."

Benny knallte Brittas Tür ins Schloss und verbarrikadierte sich in seinem Zimmer. *Do not disturb.*

Britta konnte Bennys Wut verstehen. Er hatte sich so auf den Italienurlaub gefreut. Aufs Meer, aufs Schnorcheln, aufs Wasserskifahren. Und nun hatte Paps Britta ein Ultimatum gestellt: „Wenn du nicht bis zum Urlaubsbeginn wieder mindestens zwei Kilo zugenommen hast, bleiben wir zu Hause. Ich habe keine Lust, dass du uns in einem fremden Land zusammenklappst." Paps hatte seine Tochter erst streng, dann forschend angesehen. „Zwei Kilo. Glaubst du, dass du das schaffst?"

Britta hatte genickt und betroffen auf den Schlafzimmerboden gesehen. Die Waage stand noch immer wie ein Mahnmal zwischen ihnen. Überraschend hatte Paps sie am Samstagnachmittag vom Hometrainer geholt und sie auf die Waage gestellt, sodass sie keine Zeit gehabt hatte, Vorkehrungen zu treffen. Ihr Gewicht zu manipulieren mit Steinen in den Taschen oder einem schweren Tiefkühlelement in der Unterhose. Mit geschlossenen Augen hatte Britta auf ein Wunder gehofft, das sie für eine entscheidende Minute schwerer machte, mindestens fünf Kilo schwerer. Aber die Waage hatte unbeirrbar 40,7 angezeigt. Mit Sportkleidung. Paps war sprachlos gewesen. Zum ersten Mal in ihrem Leben hatte Britta ihren Paps mit den Tränen kämpfen sehen.

„Du musst unbedingt wieder zunehmen, hörst du? Sonst wirst du nicht mehr lange leben."

Britta fand Papsens Ängste übertrieben. 40,7 Kilo. Sie wog noch immer fast 41 mächtige, schwere Kilo. Aber natürlich wollte sie ihrer Familie nicht den Sommerurlaub verderben. Zwei Kilo. Das müsste bis zum Urlaubsbeginn in vier Wochen zu schaffen sein. In zwei Wochen begannen die Sommerferien. Ab da hätte sie Ruhe vor den kritischen Blicken ihrer Mitschülerinnen, die jedes Kilo zu viel sofort schadenfroh willkommen heißen und sich über ihre Willensschwäche freuen würden. Eigentlich hatte sie auch lange genug Diät gehalten. Nun hatte sie sich eine kleine Pause verdient. Konnte mal wieder einen Gang runterschalten. Beim Bäcker ihre Lieblingsteilchen kaufen. Beim Büdchen Eis und Schokoriegel. Und Mama durfte nichts sagen. Durfte ihr die Naschereien nicht verbieten. Sie *musste* ja zunehmen. Nach dem Urlaub konnte sie die zwei Kilo ja allmählich wieder abtrainieren. Wenn Gras über die ganze Sache gewachsen wäre. Wenn sich Papsens Panik ein wenig gelegt hätte. Wenn er eingesehen hätte, dass Britta nicht sterben würde. Nicht mit fast 41 schweren, mächtigen Kilo.

***

Es war gar nicht so einfach, wie sie gedacht hatte. Obwohl sie sich Mandelstangen kaufte und Marzipanhörnchen, Windbeutel backte und Schokoladenkuchen mit dicker Schokoladenglasur, wollte ihr Gewicht nicht wieder ansteigen.

„Nur mehr essen reicht nicht“, belehrte sie Mama. „Du musst auch weniger Sport treiben.“

„Aber Sport ist doch gesund“, wandte Britta ein und spürte die altbekannte flatterige Unruhe durch ihren Körper geistern. Mehr essen war eine Sache. Weniger Sport eine andere. Sie wollte ja zunehmen. Mit der Zahl

43 hatte sie sich in Gedanken gut angefreundet. Aber sie wollte trotzdem einen durchtrainierten Körper haben. Wollte, dass sich das Fett, das sich zuerst am Bauch und an den Hüften anlagerte, so schnell wie möglich auf den ganzen Körper verteilte. Dann sähe es längst nicht mehr so schlimm aus. 30 Minuten Fitnessfahrrad am Tag mussten sein. Und 20 Minuten Gymnastik. Und ab und zu 30 Bahnen Schwimmen. Sonst könnte sie es nicht ertragen. Abführtabletten nahm sie nur noch in Notsituationen. Nur noch, wenn sie gar zu viel gegessen hatte. Wenn Paps sie sonntags beim Mittagessen wie ein Kaufhausdetektiv beobachtete.

Als sie nach zwei Wochen noch immer nichts zugenommen, sondern 200 Gramm abgenommen hatte, ließ sie die Tabletten weg, joggte stattdessen auf der Stelle, wenn sie sich nach dem Mittagessen zu voll gefressen fühlte. Tatsächlich hatte Britta nach den vier vereinbarten Wochen nur 1,3 Kilo zugenommen. Benny sah sie wütend an, aber Paps meinte, der gute Wille zähle, und abgesehen davon wolle er sich nicht von seiner pubertierenden Tochter den wohl verdienten Urlaub kaputtmachen lassen. Deshalb packten sie am darauf folgenden Tag mit dem üblichen Gefauche und Gekeife die Taschen und fuhren los in Richtung Italien.

Die endlose Autofahrt machte Britta nervös. So lange saß sie ja noch nicht mal in der Schule auf ihrem Platz. Nach einer guten Stunde, als die innere Unruhe überhand nahm und ihre Konzentration so sehr störte, dass die Buchstaben des Pilotenbuchs keinen Sinn mehr ergaben, fing sie mit Beckenübungen an. Becken heben, Spannung halten, langsam absetzen. Einen ganzen Monat lang würde sie nun im Badeanzug herumlaufen müssen. Da kam es nicht gut, wenn der Po weich und wabbelig aus den Beinausschnitten hervorquoll. Dann wäre ja all ihr hartes Training des letzten Dreivierteljahres umsonst gewesen. Becken heben, Spannung halten, langsam absetzen. Benny neben ihr sah sie stirnrunzelnd an. Mama und Paps schienen noch nichts bemerkt zu haben. Sie stritten sich über Papsens aggressive Fahrweise.

„Lass den Typen doch vorbei, Herrgott noch mal."

„Wieso? Ich will nicht bis in die Schweiz hinter lahmen Lastern abhängen. Ich will irgendwann auch mal ankommen."

„Wenn der uns hinten ins Auto fährt, kommen wir möglicherweise nie mehr an."

„Wenn dich mein Fahrstil stört, fahr du doch!"

„Damit du an allem und jedem herumnörgeln kannst? Nein danke!"

„Dann halt endlich die Klappe und lass mich fahren, wie ich will. Sonst lass ich dich an der nächsten Raststätte aussteigen."

„Mach das. Mir ist die Lust auf Urlaub sowieso vergangen."

Vielleicht wäre Paps lieber mit der Lippenstiftfrau in den Urlaub gefahren, überlegte Britta, während sie die Oberschenkel mit aller Kraft anspannte. Und Mama wäre vielleicht glücklicher zu Hause gewesen, allein zu Hause, ohne einen muffeligen Ehemann, einen stänkernden Sohn und eine bockige Tochter. Vielleicht wären sie alle besser zu Hause geblieben, alle gemeinsam, jeder für sich, statt sich in einem fremden Land, in einer fremden Umgebung von morgens bis abends auf die Nerven zu gehen.

„Vorsicht! Vorsicht! Die bremsen alle."
„Martina, noch ein Wort und du fliegst raus."
Becken heben, Spannung so lange wie möglich halten. Absetzen.

***

Mama machte eine Menge Fotos. Vom Meer, von ihrer karg, aber stilvoll eingerichteten Ferienwohnung. Von der malerischen Uferpromenade. Vom Hafen. Von Paps, Benny und Britta im Restaurant. Von Britta, wie sie mit schmalen Lippen das Essen von der Gabel lutschte. Vom Treffen mit ihren italienischen Freunden. Von ihrem Grillfest in einer abgelegenen Bucht. Von Benny, der mit einem kleinen lecken Gummiboot im Wasser versank. Von Britta, die ihre eiskalten Füße in ein wärmendes Handtuch eingewickelt hatte und verärgert in die Kamera schaute.

„Was machst du denn da für ein miesepetriges Gesicht?", fragte Babette erstaunt, als sie sich nach den Ferien die Fotos anschaute. „Auf keinem Bild lachst du. Schaust immer nur genervt und abweisend."

Britta zuckte unbeteiligt die Achseln. Sollte Babette denken, was sie wollte. Wieso sollte sie lachen, lächeln, anbiedernd grinsen, wenn ihr nicht danach zumute war? Das Leben war nun mal nicht lustig. Wieso sollte sie dann so tun? Das Leben war ein ständiger Kampf, jeden Tag von neuem. Gegen Hunger, gegen Kalorien, gegen ihre Erschöpfung. Gegen Mamas jammernde Stimme, gegen Papsens traurigen, vorwurfsvollen Blick. Früher im Urlaub hatte sie viel mehr Spaß gehabt. Aber damals war sie ja noch ein Kind gewesen. Nun wurde sie allmählich erwachsen. Da konnte sie nicht mehr unbeschwert in den Tag hineinleben. Von nun an musste sie Opfer bringen, wenn sie es zu etwas bringen wollte. Erfolg und Schönheit flogen nur den wenigsten Menschen zu. Sie gehörte nicht zu den Auserwählten. Das wusste sie schon seit langem. Sie würde sich ihr Leben lang alles hart erarbeiten müssen. Aber umso stolzer konnte sie schließlich auf ihre Leistungen sein.

***

Nachdem Babette gegangen war, überkam Britta eine unbestimmte Sehnsucht. Sie dachte zurück an früher, als ihre Welt noch in Ordnung gewesen war. Als ihr noch völlig egal gewesen war, wie sie aussah, wie sie herumlief. Als sie noch nicht in den Wettbewerb um Schönheit und Attraktivität eingetreten war. Früher, als sie sich noch nicht um die Meinung anderer geschert hatte.

Mit Durchzug im Herzen kramte sie alte Fotos hervor, von früheren Italienurlauben in Rom, auf Sardinien, auf Papsens Lieblingsinsel Elba. Neidisch betrachtete sie das Mädchen mit den runden Armen und Beinen, das unbekümmert kurze Shorts trug, mit Appetit an einem Eis leckte, selbstvergessen ein Rätsel löste. Neidisch bewunderte sie die langen Haare, die in weichen, windzerzausten Wellen ihr pausbackiges Gesicht umspielten, golden in der Sonne glänzten. Müde dachte sie an ihre jetzigen Haare, die in stumpfen, glanzlosen Büscheln an ihrem Kopf herabhingen und in der letzten Zeit immer mehr an Volumen verloren hatten. Neidisch betrachtete sie das

Mädchen im unerhört pinkfarbenen Badeanzug, dessen Nase vor Sommersprossen ganz scheckig war, das sich wohlig auf einem großen Felsen räkelte und unternehmungslustig in die Kamera blinzelte. Wehmütig erinnerte sie sich an den zart streichelnden Seewind, an den algigsalzigen Geruch des Meeres, an den Duft nach Sonne und Kakaobutter auf ihrer leicht geröteten Haut. Wo waren all diese Empfindungen, diese Gerüche in diesem Urlaub geblieben? Wohin war ihre Freude über kitschig bunte Souvenirs verschwunden, über Muschelkästchen, Perlendöschen, Rubbelbildchen? Über Postkarten, Schlüsselanhänger, Adressbüchlein? Diese glühende Freude über eine rosa glitzernde Wetterfigur, die aufgeregt kribbelnde Vorfreude auf ein spannendes Minigolf-Turnier mit der Familie?

Was war geschehen?

Nachdenklich sah sie sich noch weitere Fotos an, blätterte zurück in ihre Vergangenheit, auf der Suche nach Beweisen, fotografisch sichtbaren Beweisen, dass etwas mit ihr geschehen war. Ein lockenköpfiges zweijähriges Mädchen, das breitbeinig auf dem Boden saß und Knöpfe sortierte. Ein schüchtern lächelndes, ordentlich gekämmtes Mädchen mit Schultüte und viel zu großem Tornister. Ein etwa achtjähriges Mädchen mit verrutschtem Jeansrock, das zusammen mit einer Freundin Tapezierböcke sattelte, striegelte und fütterte. Ein etwa zehnjähriges Mädchen auf einem Fahrradausflug, das seine roten, allergieverquollenen Augen mit einer eulenhaften Sonnenbrille zu schützen versuchte. Ein 12-jähriges Mädchen, das seinen Eltern im Wohnzimmer stolz einen Spagat vorführte. Ein 14-jähriges Mädchen, das auf einem Familienfest die Gäste mit selbst gebackenem Kuchen versorgte. Ein 15-jähriges Mädchen, das verbissen in einem Buch las, während sein Bruder, seine Eltern und deren italienische Freunde in einem italienischen Restaurant Pizza, Schwertfisch und Frutti di Mare aßen. Wann hatte sie sich so verändert? *Was* hatte sie so verändert? Was war geschehen?

Herbst

Britta hatte Angst. Vor Erdkunde in der fünften Stunde. Vor Herrn Stoltes Reaktion, wenn er herausfände, dass sie die Hausaufgaben nicht gemacht hatte. Sie hatte es weder verdrängt noch vergessen, sie hatte sich nur einfach nicht überwinden können, die Fragen zum Thema Strukturwandel im Ruhrgebiet zu beantworten. Ob er ihr wieder das Heft auf den Kopf schlagen würde wie damals, als sie eine wunderbare Weltkarte mit Pfeilen neben die Merksätze über die Passatwinde in ihr Heft gezeichnet hatte? Herr Stolte hatte sich offenbar von ihr veräppelt gefühlt: „Wenn du glaubst, dass du mit solchen Gemälden deine mündliche Mitarbeit aufwerten kannst, hast du dich aber schwer getäuscht. Das zieht deine Note eher noch weiter runter, weil ich ja annehmen muss, dass du durch die Malerei entsprechend abgelenkt warst und dem Unterricht nicht folgen konntest."

Ob sie dann wieder mit den Tränen kämpfen musste wie damals, weil sie es Herrn Stolte einfach nie recht machen konnte?

Malen beruhigte. Malen gab Sicherheit. Und es versetzte sie jedes Mal in Erstaunen, was sie mit ihren eigenen Händen zustande brachte. Malen befriedigte.

Ungeduldig wartete Britta deshalb auf die Kunstdoppelstunde bei Frau Lungwitz, in der sie ihre Bilder von berühmten Künstlern weitermalen würden. Einen Teil abmalen, einen Teil verändern, sodass am Ende ein ganz neues Bild entstand. Sie hatte sich für Franz Marcs *Kämpfende Formen* entschieden, für das bedrohliche Schwarz, das vor einem heldenhaften Rot mit gefährlichen Klauen und spitzem Adlerschnabel zusammenkauernd zurückwich. Hatte nur die Farben verändert, das Schwarz Rot, das Rot Schwarz gemalt, wodurch ihre Sympathie automatisch auf die Seite der zurückweichenden Form gezogen wurde. Plötzlich war der Adler das Böse, der Strudel das Gute. Fasziniert hatte Britta ihr Bild angesehen, das sich vor ihren Augen verwandelte, eine neue unheimliche Geschichte erzählte. Heute endlich wollte sie ihr Werk vollenden, wollte die bunten Formen, die zum Adler gehörten, in verschiedenen düsteren Grautönen nachmalen und damit seine Bedrohlichkeit verstärken. Aber Frau Lungwitz schien an diesem Tag etwas ganz anderes zu beschäftigen. Wie gewohnt betrat sie im Minirock die Klasse, diesmal im kurzen schwarzen Faltenminirock mit riesiger silberner Schnalle am Bund. Ein paar Jungen räusperten sich aufgeregt. Mit übereinander geschlagenen Beinen lehnte sie sich ans Lehrerpult, verschränkte fest die Arme, zog schützend die Schultern hoch, als wäre ihr kalt.

„Tja", seufzte sie und sah nachdenklich in die Klasse. „Nach dem, was wir heute Morgen Schreckliches erfahren haben, fällt es mir schwer, ganz normal zur Tagesordnung überzugehen."

Die Schüler sahen sich an. Was? Was war denn so Schreckliches geschehen? Wusste es jemand? Sah einer aus, als ob er es wüsste?

Frau Lungwitz klärte sie auf.

„Da ihr es ja über kurz oder lang sowieso erfahrt, kann ich es euch auch gleich erzählen."

Was? Was?

„Ein Schüler aus der 11 hat gestern auf dem Deich Selbstmord begangen."

Waaaas? Wer? Wer? Und warum? Und: wie?

„Das ist ein ganz großer Schock fürs Lehrerkollegium gewesen, wie ihr euch denken könnt. Natürlich macht man sich sofort Gedanken: Könnte es an mir gelegen haben? An der Schule? Habe ich ihn ungerecht beurteilt? Aber er war immer ein recht guter, unauffälliger Schüler gewesen."

Wer? Wer denn?

Frau Lungwitz fuhr sich müde durchs kurze, platinblonde Haar.

„Es ist müßig, über die Gründe zu spekulieren: Familienprobleme, Liebeskummer, vielleicht Schulden? Jetzt ist es jedenfalls zu spät. Und irgendwie macht man sich als Lehrerin unwillkürlich Vorwürfe, wie man diese Katastrophe einfach so geschehen lassen konnte. Wieso man nichts gemerkt hat, wo man den Schüler doch mindestens zweimal die Woche gesehen hat."

In der Klasse war es mucksmäuschenstill. Keiner bewegte sich, niemand sagte ein Wort. Frau Lungwitz setzte sich aufs Lehrerpult. Schlug sofort wieder die Beine übereinander, sodass auch die Jungen in der ersten Reihe keine Chance hatten, einen Blick auf ihren Slip zu werfen.

„*Diese* Katastrophe haben wir alle nicht verhindern können", fuhr Frau Lungwitz mit schwerer Stimme fort. „Aber vielleicht die nächste. Deshalb möchte ich euch eindringlich bitten: Wenn ihr Sorgen oder Probleme habt, redet darüber. Mit euren Eltern, mit euren Freunden. Mit eurer Tante oder eurem Opa. Wenn man darüber spricht, verlieren die Probleme meist von selbst schon an Größe und Bedeutung. Sprecht alles aus, was euch auf dem Herzen liegt, gebt den düsteren Gedanken keine Chance, sich zu vermehren." Frau Lungwitz sah aus dem Fenster. „Wenn ihr keine Vertrauensperson habt, mit der ihr über solche Dinge sprechen könnt oder wollt, könnt ihr euch selbstverständlich jederzeit auch an mich wenden. Jederzeit! Manchmal ist es sogar besser, mit jemandem zu reden, der unvoreingenommen ist. Also, wie gesagt, ich biete euch an, dass ihr mich jederzeit kontaktieren könnt. Und das sind keine hohlen Phrasen. So ein Unglück wie das von gestern Nachmittag darf sich nicht wiederholen. Dafür ist jeder von euch viel zu wertvoll."

Eine schweigende Decke aus Betroffenheit breitete sich über die Klasse. Die Anspannung war fast hörbar. Niemand wagte sich zu bewegen, aus Angst, damit die Aufmerksamkeit auf sich selbst zu lenken, auf sich und seine Probleme. Britta hielt ihre Hände zu Fäusten geballt, ihren Blick auf den Malblock vor sich gesenkt. Bedrückt betrachtete sie ihr Bild, sah das übermächtige, bedrohliche Schwarz mit seinem Adlerschnabel und den Klauenfüßen auf die fröhliche, bunte, wirbelnde Welt einhacken, auf eine unbeschwerte Kinderwelt, die nie zu kämpfen gelernt hatte und deshalb mit hilflosem Rückzug reagierte. Obwohl Frau Lungwitz niemanden direkt angesehen hatte, wurde Britta das Gefühl nicht los, dass ihre Lehrerin vor allem sie damit hatte ansprechen wollen. Obwohl Babette sie nicht wie sonst anstieß, Janine sich nicht wie sonst zu ihr umdrehte, fühlte sie sich von Babette angestoßen, von Janine mit vielsagenden Blicken bedacht. Ein Gefühl, das sich bestätigte, als Frau Lungwitz anschließend durch die Klasse wanderte, um die Entwicklung der Kunstwerke zu begutachten, und plötzlich bei Britta stehen blieb: „Na, Britta, alles klar?“

Britta mochte Frau Lungwitz und Frau Lungwitz schien Britta zu mögen, ihre Bilder, ihre Malereien. Trotzdem würde Britta niemals zu Frau Lungwitz gehen und ihr ihre Probleme unter die Nase reiben. Niemals! Wie sähe das denn aus? Als ob sie ein gestörtes Verhältnis zu ihren Eltern hätte. Als ob sie keine Freunde hätte, denen sie vertrauen konnte. Außerdem wollte sie sich nicht umbringen. Aber das Gefühl, sie könnte im Notfall zu ihrer Kunstlehrerin gehen, beruhigte sie ungemein.

***

Wo war nur ihre Freude geblieben? Die Freude über einen schulfreien Samstag, über langes Ausschlafen, über Croissants oder dampfende Aufbackbrötchen zum Frühstück? Wohin nur hatte sich all ihre Freude verzogen? Die Freude über ein schwülwarmes, wohlig grummelndes Sommergewitter, über den Geruch nach frisch gemähtem Gras, über den abendlichen Gesang einer Amsel im Frühling? Wo hielt sie sich versteckt, die Freude, die sie früher in vielen verschiedenen Fassetten zu spüren vermocht hatte? Die stolze Freude über eine gute Note. Die ängstliche Freude über eine Talfahrt auf der Achterbahn. Die triumphierende Freude über ein Freispiel beim Flippern. Die überraschte Freude über ein kleines, unverhofftes Geschenk einer Freundin. Die gerührte Freude über das warme, weiche Fell ihrer kleinen Wüstenrennmäuse, über das schnelle Klopfen ihrer winzigen Herzen an ihrer Fingerkuppe. Die selbstvergessene Freude über ein gutes Buch.

Die aufgeregt hüpfende Vorfreude auf Weihnachten. Die feierliche Freude, die sich in ihr wie ein warmer See ausbreitete, wenn die Tür zum Wohnzimmer endlich geöffnet wurde und der kerzengeschmückte Weihnachtsbaum sichtbar wurde. Die selige Freude, wenn sie am sonnenglitzernden Weihnachtsmorgen eine Ballettaufführung des Nussknackers im Fernsehen angucken konnte.

Die verliebte Freude über Mark-Philipps schöne, gefühlvolle Hände, über seine heisere, freundliche Stimme am Telefon.

Hatte sie die Freude eingeschlossen, weggeschlossen, weil sie sie auf ihrem Weg zum Erfolg behinderte? Oder hatte sie sie sich mit den überflüssigen Pfunden weggehungert? Hatte all ihre Freude ausgerechnet in den verlorenen 20 Kilo gesteckt? Warum nicht in den verbliebenen 40,5? Was, verdammt noch mal, war geschehen?

***

Das zehnte Schuljahr forderte Brittas ganze Kraft und Aufmerksamkeit. In Englisch wurden moderne Theaterstücke gelesen. Die Matheaufgaben waren hoch kompliziert. In Französisch quälten sie sich mit dem *conditionnel* und schrieben Briefe an ihre französischen Austauschschüler, die sie bald, in der Woche vor den Herbstferien, besuchen kommen würden. Britta freute sich darauf, Isabelle wieder zu sehen, ihr ihr Zuhause zu zeigen, ihren Garten, ihr hübsches Zimmer, ihren tollen Partykeller. Sie freute sich auf Isabelles ruhige, freundliche, unaufdringliche Art, die Mama und Paps unweigerlich für eine Woche außer Gefecht setzen würde. Wartete sehnsüchtig auf den Waffenstillstand, der in dieser Woche gezwungenermaßen herrschen würde, weil Mama und Paps es nicht wagen würden, Britta im Beisein ihres Gastes auf die Waage zu stellen und damit zuzugeben, dass etwas nicht in Ordnung war.

Als Mama beim Aufräumen der verschlossene Brief des Oberarztes in die Hände gefallen war und Paps durch einen unglücklichen Zufall herausgefunden hatte, dass sie nach ihrem Zusammenbruch im Schwimmbad nicht, wie versprochen, beim Arzt gewesen war, hatte es einen mordsmäßigen Krach gegeben. Schließlich hatte Mama den Streit zu beenden versucht, indem sie Paps erklärte, dass es ja eh keinen Zweck hätte, Britta zum Arzt zu schicken, wenn sie sich gegen jedwede Hilfe sträubte. Das hatte Paps eingesehen. Daraufhin hatten sie einen Vertrag ausgehandelt, der besagte, dass Mama und Paps Britta fortan in Ruhe lassen würden, solange sich ihr Gewicht nicht noch weiter verringerte. 40 Kilo, das hatten sie als magische Grenze ausgemacht, die nicht unterschritten werden durfte. Sonst müsste sie sofort zum Arzt. Ohne Wenn und Aber. Einmal die Woche musste Britta nun vor Mamas Augen auf die Waage steigen. Ohne Kleider, nur in Unterwäsche. Und auch nicht nach dem Essen, sondern immer am Sonntagmorgen gleich nach dem Aufstehen. Britta hatte erleichtert eingewilligt. Der bedrohliche, unkontrollierbare Arztbesuch war erst mal auf unabsehbare Zeit verschoben. 40 Kilo. Das war okay. Weniger wollte sie auch gar nicht wiegen. Wenn sich ihr Fett nur endlich vernünftig umschichten würde. Immer noch war ihr Bauch viel zu weich und wabbelig. Nach jedem Bissen, nach jedem Schluck Wasser wölbte er sich stur und widerspenstig nach vorne. 40,9 hatte sie sich als zulässige Höchstgrenze gesetzt. 41 Kilo klang schon wieder schrecklich viel. 40,9 war gerade noch erträglich. Aber Mama geriet jedes Mal in Panik, wenn die Waage einen Wert unter 41 Kilo anzeigte. Deshalb trank Britta vor dem Wiegen immer mindestens eine Literflasche Wasser. Manchmal, wenn sie ihren aufgeschwemmten Körper überhaupt nicht ertragen konnte, nahm sie gleich nach dem Wiegen ein paar Entwässerungstabletten, die sie sich von ihrem letzten Geld in der Apotheke gekauft hatte. Danach ging es ihr meist wieder etwas besser.

So war das tägliche Leben mit ihrer Familie leidlich auszuhalten. Nur einmal, kurz nach den Sommerferien, hatte Mama einen ihrer berühmten hysterischen Anfälle. Mama fing Britta nach dem Duschen im Badezimmer ab und verstellte ihr mit fest verschränkten Armen den Weg.

„Sag mal, bist du schwanger?"

Ihre Stimme klang schrill und aggressiv. Entsetzt zog Britta ihren Bauch unter dem umgeschlungenen Handtuch ein.

„Wieso?", fragte sie alarmiert. „Seh ich so aus?"

„Wenn ein Biafrakind schwanger aussehen kann, dann ja." Mama lachte kurz und trocken auf.

Das beruhigte Britta ein wenig.

Mama sah Britta herausfordernd an.

„Ich habe die Tampons gezählt. Seit Monaten benutzt du keine Tampons mehr."

Ach, darauf wollte Mama hinaus.

„Ich nehme Binden", log Britta.

„Die du dann auffrisst oder was?", fragte Mama

kampflustig. „Ich habe jedenfalls nie welche im Müll gefunden."

Da platzte Britta der Kragen.

„Du durchwühlst den Müll, um herauszufinden, ob ich meine Tage habe? Ich fass es nicht. Das ist ja wie in der DDR. Das ist … das ist einfach ekelhaft."

Mama tat unbeeindruckt.

„Ist dir eigentlich klar, was du mit deiner Hungerei alles anrichtest? Du ruinierst nicht nur deine Gesundheit. Dein Körper ist auch schon nicht mehr bereit, Kinder zu bekommen."

Britta dachte an den aufgequollenen Tampon im Klo der Sauvegrains, an die unangenehmen, krampfartigen Schmerzen, die sie früher, bis vor einem halben Jahr, mindestens einmal im Monat gequält hatten. Sie dachte an die ständigen Auseinandersetzungen mit ihrer Mutter, an ihren faulen, Widerworte gebenden Bruder.

„Ich will gar keine Kinder haben", sagte sie trotzig und dachte an all die Dinge, die sie sich für ihr Leben vorgenommen hatte: Studium, Karriere, Pilotenschein, Schönheit und Attraktivität. Liebe. Kinder würden nur ihren Bauch ausleiern, ihre Brüste zu dicken Titten anschwellen lassen, würden ihre kostbare Zeit rauben, ihre Kraft aussaugen. Nein. Von ihr aus brauchte die Periode nie wiederzukommen. Sie vermisste sie nicht.

„Ich will nicht zur Erhaltung einer Art beitragen, die aus reiner Geldgier Regenwälder abholzt und damit den Lebensraum vieler unschuldiger Tierarten zerstört. Ich will nicht die Mutter eines Wesens sein, das in sinnlosen Kriegen Artgenossen brutal niedermetzelt. Und ich will erst recht keine Mutter sein, die ihren Kindern nachspioniert und im Müll herumwühlt, um herauszufinden, ob ihre Kinder fortpflanzungsfähig sind oder nicht." Britta sah Mama hasserfüllt an. „Mich hat damals niemand gefragt, ob ich geboren werden wollte oder nicht, deshalb lass mich nun wenigstens allein entscheiden, wie ich mein Scheißleben leben will."

Sie zog ihr Handtuch enger um die Schultern. „Mir ist kalt. Darf ich vorbei?"

Mama schien noch immer ganz betäubt von Brittas wütender Verteidigungsrede. Widerstandslos – und ohne noch ein einziges Wort zu verlieren – verzog sie sich zurück ins Wohnzimmer.

Britta freute sich auf Isabelles ruhige, freundliche, unaufdringliche Art, die Mama und Paps wenigstens für eine Woche außer Gefecht setzen würde.

***

Was war nur aus ihren Träumen geworden? Aus ihrem Kindertraum von einer eigenen Affenstation in Afrika? Von einem verwaisten Elefantenbaby, das sie allein mit riesigen Milchflaschen aufziehen wollte? Wohin hatten sich ihre Ballettträume verflüchtigt, ihr Traum von einer Karriere als Tänzerin? Wünsche waren Pläne, Träume waren Ziele geworden. Wenn sie überlebt hatten. Nichts war unmöglich, wenn man es hartnäckig genug wollte. Wenn man hart genug darum kämpfte. Den Pilotenschein würde sie früher oder später in der Tasche haben, daran zweifelte sie keine Sekunde mehr. Es war nur eine Frage des Willens, der Ausdauer, des Geldes.

Was aber war aus dem Mark-Philipp-Traum geworden,

den sie eine Zeit lang jeden Abend in der kuscheligen Geborgenheit ihres Betts geträumt hatte? Ohne den sie unmöglich hatte einschlafen können. Nicht ohne Mark-Philipps tröstende, beruhigende Umarmung …

… Britta nähert sich der schmalen, romantischen Brücke im Hofgarten. Wie immer ist es dunkel. Eine einsame, verschnörkelte Laterne spendet unwirkliches weißes Licht. Brittas Herz fängt unbändig an zu klopfen, als sie die vertraute Gestalt auf der Brücke sieht. Wie immer hat er auf sie gewartet. Aber heute ist irgendetwas anders. Gedankenversunken lehnt er am Geländer und betrachtet die Schwäne, die lautlos durch das schwarz spiegelnde Wasser gleiten. Als er Britta endlich bemerkt, richtet er sich auf. Seine Augen sind traurig, mit einem winzigen freudig glitzernden Funkeln darin.

„Hast du's schon gehört?“, fragt er. Seine Arme hängen schlaff zu beiden Seiten herunter. Britta schüttelt den Kopf.

„Was?“, fragt sie mit ängstlicher Stimme. Dabei ahnt sie längst, was er sagen wird.

„Sie haben mich genommen. Ich kann für ein Jahr als Gastschüler nach Kanada gehen.“

Brittas Herz wird zu einem schwarzen Loch, das alle Materie in sich aufsaugt, zu einem riesigen, bleischwer verdichteten Klumpen, der sie mit seinem unerträglichen Gewicht zu Boden reißt.

„Das ist ja super“, freut sie sich und sie freut sich wirklich.

Mark-Philipp guckt erst unschlüssig, dann traurig.

„Ich werde dich sehr vermissen“, sagt er und schaut sie durchdringend an. Britta spürt die Tränen, die gleich hinter ihren Augen auf der Lauer liegen.

„Schau mich nicht so an“, sagt sie, hilflos, gereizt.

Mark-Philipp scharrt mit den Füßen über die geriffelten Holzplanken.

„Wenn du es nicht willst", sagt er, „werde ich nicht fahren."

Britta ist gerührt. Verzweifelt versucht sie ihre Tränen zurückzudrängen, sich den Sinn und Zweck des Ganzen vor Augen zu halten.

„Natürlich fährst du", ruft sie fast erbost. Wieso überlässt er ihr die Entscheidung? „Denk doch mal daran, was für eine einmalige Chance das für dich ist." Sie hört sich an wie ihre Eltern. Das kotzt sie an.

„Ja, das stimmt", gibt Mark-Philipp ihr Recht. „Aber ich will nicht wissen, was du darüber denkst, sondern was du fühlst. Wirst du mich gar nicht vermissen?"

Da kann Britta ihre Tränen nicht länger unterdrücken. All der Müll, der sich in dem schwarzen Loch gesammelt hat, wird nun von salzigen Tränen hochgespült, hinausgeschwemmt.

„Blödmann!", presst sie, um Fassung bemüht, hervor. „Natürlich werde ich dich vermissen. Aber ich denke, diese einmalige Chance solltest du nicht einfach so verstreichen lassen."

Mark-Philipp lacht sein unwiderstehliches, ansteckendes Lachen.

„Du denkst ja schon wieder", stellt er belustigt fest. Britta kann nichts mehr sagen, zuckt nur hilflos mit den Schultern. Da kommt er auf sie zu und nimmt sie ganz fest in den Arm.

„Britta", flüstert er. Sie spürt seine warmen, weichen Lippen an ihrem Ohr. „Ich hab dich so schrecklich lieb. Ist das normal?"

Britta klammert sich mit aller Kraft an ihn. „Bitte", fleht sie, „lass mich bitte niemals wieder los!"

***

Es regnete in Strömen, als der Bus der Franzosen vor dem Gymnasium um die Ecke bog. Mama hatte unter Frau Hilgers Schirm Schutz gesucht. Eifrig nickend unterhielt sie sich mit Frau Hilgers und Frau Otake. Britta stand eingekeilt zwischen Babette, Janine, Florian, Mark-Philipp und Toni unter dem Vordach des Haupteingangs ihrer Schule. Babette hielt Händchen mit Florian, mit dem sie seit den Sommerferien wieder zusammen war.

Der Bus kam zum Stehen und der Busfahrer stieg aus, um die schlammbespritzten Gepäckklappen zu öffnen.

„Bin ich froh, wenn die Woche vorbei ist", stöhnte Mark-Philipp, als er die ersten französischen Schüler auf die Straßen treten sah. „Ich sag euch, wenn mich der Doof hier genauso stresst wie bei sich zu Hause, schlafe ich auf dem Gästeklo."

„Lass doch lieber Thierry dort schlafen", schlug Florian vor.

„Nee, geht nicht", meinte Mark-Philipp. „Ich habe im Spülkasten doch 'ne Pulle Whisky versteckt."

Toni lachte meckernd.

„Stimmt. Ohne irgendein Beruhigungsmittel würde ich den Typen auch nicht länger als fünf Minuten ertragen können."

Nach und nach kletterten die Franzosen aus dem Bus, suchten ihre Gepäckstücke und dann ihre Austauschpartner, die erst ganz zuletzt aus ihren Regenverstecken hervorgekrochen kamen. Britta hatte Isabelle sofort wieder erkannt. Sie war erleichtert, dass sie sich kaum verändert hatte. Fabienne, Babettes Austauschschülerin, hatte sich zur Überraschung aller ihre schönen langen, blonden Haare abschneiden lassen. Aber nach der ersten Schreckminute fand Britta, dass ihr die freche, wuschelige Kurzhaarfrisur sehr gut stand. Thierry war ein ganzes Stück gewachsen. Er überragte Isabelle, mit der er lachend auf die deutschen Schüler zukam, nun um mindestens einen halben Kopf.

„Da ist die Nervensäge ja", jaulte Mark-Philipp. „Ich hatte ja immer noch die Hoffnung, dass er den Bus verpasst hätte." Er neigte sich zu Britta herüber. „Hey, wollen wir nicht tauschen? Du nimmst den Doof bei dir auf und ich Isabelle? Thierry steht doch so auf dich."

Und du auf Isabelle oder was?, dachte Britta eifersüchtig und erinnerte sich an den Brief mit der liebevoll verschnörkelten Handschrift, den sie vor knapp einem Jahr neben seinem Pult gefunden hatte. Aber noch bevor sich Britta eine halbwegs schlagfertige Antwort überlegen konnte, erwartete sie eine neue Überraschung. Thierry blieb plötzlich stehen und strich Isabelle liebevoll eine nasse Haarsträhne aus dem Gesicht. Dann küsste er sie zärtlich auf den Mund. Babette staunte nicht schlecht.

„Oh, là là", sagte sie, „mir scheint, wir haben da etwas Wichtiges verpasst."

„Ich fürchte, wir müssen umdisponieren", seufzte Mark-Philipp. „Unter diesen Umständen muss Thierry leider auch bei euch übernachten, Britta. Ich bringe es nicht übers Herz, das verliebte Pärchen zu trennen." Mark-Philipp grinste schelmisch. Britta tat empört.

„Na toll, und wo soll ich dann schlafen? Vielleicht bei meinem bekloppten Bruder? Forget it."

„Du ziehst natürlich zu Mark-Philipp", meinte Babette und stupste Britta übermütig an. Britta trat ihr warnend auf den Fuß. Musste ja nicht direkt die ganze Klasse mitbekommen, dass sie noch immer in Mark-Philipp verliebt war.

„Da kann ich ja gleich im Pferdestall übernachten", höhnte sie, um allen Gerüchten den Wind aus den Segeln zu nehmen. „Das ganze Haus ist doch verseucht mit Eva-Lottas Pferdehaaren."

Eigentlich hatte es witzig klingen sollen. Aber noch während die Worte aus ihrem Mund schossen, spürte sie, wie abweisend, wie abwertend es tatsächlich klang. Mark-Philipp guckte dann auch nicht ganz so begeistert.

Britta hätte sich am liebsten unsichtbar gemacht. Zum Glück traten in diesem Moment Isabelle und Thierry auf die kleine Gruppe zu.

„Guttentag", sagte Isabelle zu Britta, zu Mark-Philipp. Ihre Augen leuchteten erfreut. Als sie Babette sah, fiel ihr etwas ein: „Isch lare noch immer wie eine Ente."

Babette kicherte. Thierry quakte und bewegte wieder flügelschlagend die Arme. Mark-Philipp verdrehte genervt die Augen. Britta spürte ein wehmütiges Ziehen in ihrem Magen. Plötzlich war alles wieder da: der Wind, der Nieselregen, die nebelverhangene Aussicht oben auf dem Eiffelturm. Ihr Herzklopfen, wenn Mark-Philipp in ihre Nähe kam, Mark-Philipps unverhofftes Kompliment im überfüllten Aufzug: „Du hast übrigens ein schönes Lachen."

Damals hatte sie mit erschrockenem Rückzug reagiert. Jetzt wünschte sie sich, dass sie die Zeit noch mal zurückdrehen könnte. Dass sie noch mal genau dort ansetzen könnte. Vielleicht hätte sich ihre Freundschaft dann ganz anders entwickelt: „Du hast übrigens ein schönes Lachen."

„Danke. War im Angebot. Hab ich direkt mal einen Vorratspack von mitgenommen."

Vielleicht, wenn sie nicht so schüchtern gewesen wäre, wenn sie Mark-Philipp kecker angesehen hätte, ihm ihre Liebe auf irgendeine Weise hätte spüren lassen, vielleicht hätte Mark-Philipp dann unten, am Fuß des Eiffelturms, ihre Hand genommen. Vielleicht hätte er ihr wie Thierry seiner Isabelle die klammen Haare aus dem Gesicht gestrichen und ihr einen zarten Kuss auf die Wange gehaucht. Vielleicht wäre das ganze Jahr dann anders verlaufen.

Hätte. Wäre. *Conditionnel passé.* S'il m'avait embrassé, peut-être je n'aurais eu pas tant de faim. Wenn er sie in den Arm genommen hätte, hätte sie vielleicht nicht so viel Hunger gehabt.

***

Für den Abend verabredeten sich alle französischen und deutschen Schüler im Eiscafé Amalfi.

„Um sieben Uhr", hatte Herr Frinsen vorgeschlagen und alle waren einverstanden gewesen. Die Gastgeber waren froh, dass sie etwas zu tun hatten, die Gäste waren froh, dass sie die anderen vertrauten Gesichter wieder sahen. Und alle waren erleichtert, dass sie sich nun nicht den ganzen Abend mühsam auf Deutsch mit französischen

Einsprengseln oder auf Französisch mit deutschen Einsprengseln unterhalten mussten.

Britta jedoch hatte andere Pläne.

„Ich komme später nach“, erklärte sie Isabelle, „d'accord?“

Schließlich war heute Freitag und freitagabends ging sie immer schwimmen. Warum sollte sie wegen Isabelle all ihre Hobbys und Gewohnheiten über den Haufen schmeißen? Isabelle war schließlich auch zu ihrem Querflötenunterricht gegangen, als sie sie im vergangenen Herbst besucht hatte.

Isabelle war auch nicht böse, sie guckte nur ein bisschen verdutzt. Mama brauchte von ihrem Vorhaben allerdings nichts zu erfahren. Auf deren hysterisches Gezeter konnte Britta gut verzichten.

Isabelle bekam Bennys Fahrrad und zusammen radelten sie bis vors Amalfi. Britta half Isabelle noch, das Fahrrad an einem Pfosten anzuketten, dann machte sie kehrt und raste in Richtung Schwimmhalle davon.

Es war dunkel und kalt. Ein unangenehmer Gegenwind raubte ihr wertvolle Kraft, die ihr anschließend beim Schwimmen fehlen würde. An einer Ampel klappte sie den Kragen ihres schwarzen Wollmantels hoch, wickelte den Schal fester um ihren Hals, zog die Mütze tiefer ins Gesicht, über die vor Kälte schmerzenden Ohren. Es nützte alles nichts. Ihr war und blieb eiskalt. Und die Vorstellung vom kühlen Wasser, in das sie in wenigen Minuten bibbernd gleiten würde, half ihr nicht gerade beim Warmwerden. Immer wieder flohen ihre Gedanken in die gemütliche Sitzecke des Amalfi, zu den großen exotischen Palmen, zu den fröhlich-farbenfroh bezogenen Stühlen. Immer wieder tauchte vor ihrem inneren Auge die bunt gemischte Schülergruppe auf, die nun sicher lachend, plaudernd, neckend im hinteren Teil des Eiscafés auf ihre köstlichen Eis-Kreationen wartete. Sie sah Babette, die unter dem Tisch verliebt nach Florians Hand griff. Sah Thierry, der singend, lachend, Faxen machend die ganze Gruppe unterhielt und zwischendurch immer wieder einen übermütigen Kuss auf Isabelles volle Lippen drückte. Sah Janine, die sich freundschaftlich mit Toni unterhielt. Sah Mark-Philipp, der … ja, was? Der sich genüsslich über seinen krokantbestreuselten Coppa Milano hermachte? Der über Thierrys Clownerien genervt die Augen verdrehte? Der Isabelle mit seinem durchdringenden zimtbraunen Blick anzubaggern versuchte? Auf einmal wurde Britta sehr traurig. Wie gerne wäre sie jetzt dabei gewesen. Wie gerne wäre sie jetzt ein Teil dieser munteren, aufgedrehten Truppe gewesen, wie gerne hätte sie dazugehört. Aber erst mal musste sie eine Dreiviertelstunde schwimmen gehen. Musste. Wieso musste? Wer schrieb ihr dieses Muss eigentlich vor? Sie selber war es doch gewesen, die sich diese Pflichten und Zwänge auferlegt hatte. Die sich täglich eine halbe Stunde Gymnastik befahl, die sich das Sitzen verbot, wenn sich nur irgendeine Möglichkeit zur Bewegung ergab. Nur sie selber konnte diese Pflichten und Zwänge auch wieder aufheben.

„Aber", verteidigte sich der Aufseher in ihrem Gehirn, der plötzlich von Existenzängsten geplagt wurde, sich von Rausschmiss und fristloser Kündigung bedroht sah, „aber wenn du dich nicht regelmäßig bewegst, wird dein Bauch wieder kugelrund und unförmig, erschlafft das

Bindegewebe deiner Beine, wabbelt dein Po weich und fett hin und her."

Und wenn sie das Schwimmtraining nur verschöbe? Wenn sie sich heute die gemütliche Geborgenheit der Gruppe erlauben würde, wo sie doch so schrecklich müde war? Eine kleine Verschnaufpause hätte sie sich schon verdient. Und am nächsten Tag, wenn die Franzosen eine Rundfahrt durch die Innenstadt machten, könnte sie ja immer noch schwimmen gehen.

„Aber", gab der Aufseher hektisch zu bedenken, „wirst du der Versuchung standhalten können? Überall werden verführerische Eisbecher auf den Tischen stehen, einer appetitlicher als der andere. Ist dein Schutzschild stark genug, um all diesen Verlockungen zu widerstehen? Denk an dein Gesicht, das so schnell wieder pausbackig und aufgedunsen aussieht. Willst du einen solchen Rückschlag riskieren?"

Es war ein Kampf Kopf gegen Körper, der unablässig in ihrem Innern tobte. Bisher hatte meist der Kopf den Sieg davongetragen, aber immer öfter forderte nun ihr unzufriedener Körper sein Recht, begehrte auf, rebellierte gegen den unerbittlichen Diktator, der ihm permanent zu wenig zu essen gab, der ihn zu sportlichen Höchstleistungen antrieb, obwohl der Tank leer war. Wie lange sollte das noch so weitergehen? Hatte sie nicht längst ihr ursprüngliches Ziel erreicht? War sie nicht längst über ihr anfängliches Ziel hinausgeschossen? Unter 60 Kilo, hatte sie sich vor einem Jahr fest vorgenommen. Nie wieder mehr als 60 Kilo wiegen. Irgendwann waren es dann 55, dann 50 Kilo gewesen. 50 Kilo, ihr einstiges Traumgewicht. Aber aus Angst, dass sie eines Tages die

Kontrolle verlieren könnte, dass ihr Körper in seinem gierigen, rücksichtslosen Wahn mehrere Kilo auf einmal einlagern würde, hatte sie lieber noch ein paar Kilo abgenommen. 49, 48, 47. Und ein Kilo noch als Reserve, denn 47 war ein so unglaubliches Gewicht, das wollte sie gerne noch ein paar Tage länger halten. Bevor sie wieder fett und unansehnlich würde. Noch ein paar Tage länger träumen, den Traum von einem perfekten Körper, den Traum von einem veränderten Ich, von einer willensstarken, selbstbewussten Persönlichkeit, bevor sie sich wieder in das hässliche Entlein verwandelte, in die schüchterne, meinungslose Streberin, die sich von ihren starken Freundinnen unterbuttern ließ. 46, 45, 44. Weil der Körper immer unzufriedener wurde, immer öfter streikte, meuterte, boykottierte. 43, 42, 41, 40. Um zu zeigen, wer hier die Macht hatte, um jedes Mal von neuem ein künstliches Glücksgefühl zu erzeugen, ein Triumphgefühl, ein Siegeslächeln, wenn die Waage wieder ein paar hundert Gramm weniger anzeigte. Wenn sie dem aufmüpfigen Körper wieder ein paar wertvolle Gramm hatte abluchsen können. „Irgendwann“, hatte der Kopf den Körper zu beruhigen versucht, „wenn du endlich nach meinen Vorstellungen geformt bist, werde ich dich reichlich belohnen, mit zart schmelzender Noisette-Schokolade, mit sahnig-kühler Buttercremetorte. Irgendwann, wenn ich mein Ziel erreicht habe, mein wirkliches, tatsächliches, endgültiges Ziel, wenn ich endlich zufrieden mit dir bin, wirst du wieder nach Herzenslust schlemmen können: Lasagne, Currywurst mit Pommes, Rinderroulade mit Rotkohl und Klößen, Wildgulasch mit Kroketten und Champignons. Irgendwann.“

Aber dieser Moment war auch nach Erreichen ihres jeweiligen Traumgewichts niemals eingetreten. Zu groß war ihr schlechtes Gewissen, zu hart war der Kampf ums Gewicht gewesen, als dass sie ihre labile Zufriedenheit mit einer einzigen flüchtigen Mahlzeit aufs Spiel setzen durfte. Wann also wäre der Zeitpunkt gekommen, an dem sie ihre Diät, die Zeit der Enthaltsamkeit würde beenden können. An dem alles wieder wie früher würde, früher, als sie noch, ohne groß darüber nachzudenken, eine Hand voll Gummibärchen essen konnte oder sogar eine ganze bombastische Tafel Schokolade?

Wann? – Wann? – Wann?

Heute noch nicht, entschied Britta, als sie ihr Fahrrad zähneklappernd in den Fahrradständer vor der einladend erleuchteten Schwimmhalle schob. Sie musste die Gelegenheit einfach nutzen, dass Mama sie im Amalfi vermutete und keinen Aufstand wegen des späten Schwimmtrainings machte. Musste. Musste sie wirklich?

„Ich will aber nicht!", schrie ihr Körper und zappelte, strampelte, wehrte sich wie ein trotziges Kleinkind. „Ich will zurück zu meinen Freunden. Will dabei sein. Dazugehören."

Das stimmte ihren Kopf nachdenklich. Irgendwo hatte ihr Körper ja Recht. Was nützte ihr ein schöner, schlanker Körper, der nur mit strengster Disziplin, eisernster Enthaltsamkeit aufrechtzuerhalten war? Wie lange sollte das so weitergehen? Sie dachte an das Foto von ihrem Urlaub auf Elba vor zwei Jahren, wo sie noch ohne schlechtes Gewissen an einem Eis leckte. Damals hatte sie sich kaum Gedanken um ihr Gewicht gemacht. Und irgendwie hatte sie auch immer in ihre Hosen gepasst, egal ob sie am Nachmittag eine Tafel Schokolade verdrückt oder beim Mittagessen drei Knödel gegessen hatte. Sie dachte an ihre damaligen Hobbys, an ihre Freude, die sie dabei empfunden hatte, zarte, glitzernde Perlentierchen aus Draht und Miniperlen zu zaubern, an die Freude über ein gutes, spannendes, leidenschaftliches Buch. Wieso konnte sie sich mittlerweile kaum mehr auf die Handlung einer Geschichte konzentrieren? Wieso machte sie das geduldige Aufreihen klitzekleiner Perlen jetzt unruhig und nervös? Hatte sie doch nicht alles so unter Kontrolle, wie sie bislang geglaubt hatte?

Irgendetwas war geschehen. Irgendwie hatte sie sich unmerklich verändert, und zwar mehr, als ihr lieb war. Wieso hatte sie das nie bemerkt? War ihr Kopf nicht mehr voll leistungsfähig? Wenn das stimmte, was in Mamas schlauen Büchern über Magersucht geschrieben stand, dass Magersüchtigen die Krankheitseinsicht fehlte, dass sie nicht mehr merkten, dass sie krank waren, obwohl sie krank, sogar schwer krank waren, dann musste es sich folglich um eine Geisteskrankheit handeln, die ihr Gehirn angegriffen hatte. Die nun dabei war, ihr auch die letzten funktionierenden grauen Zellen abspenstig zu machen. Sie umzupolen auf die Ziele dieser seltsamen Krankheit, die sich nicht wie eine Krankheit anfühlte. Wenn das stimmte, was in Mamas schlauen Büchern stand, dass bis zu 5 % aller Betroffenen an dieser Krankheit starben, musste sie versuchen, ihre letzten normal arbeitenden Hirnzellen zu retten, denn sterben wollte sie nicht. Auf gar keinen Fall.

Alarmiert hörte sie in sich rein, versuchte zu verstehen, was ihr ihr Körper und die letzten normal arbeitenden grauen Zellen mitzuteilen versuchten.

„Ich bin müde", hörte sie den Körper plötzlich rufen und es wurde immer lauter. „Ich bin müde. Ich will nicht schwimmen gehen. Ich will mich ausruhen." Und ihre letzten normalen Hirnzellen unterstützten ihren Körper: Lass es zu!

„Ich will nicht im kalten Wasser frieren", jammerte ihr Körper. „Ich will überhaupt nie mehr frieren. Ich will wieder normal sein." Und der funktionierende Teil ihres Kopfes beschwor sie: Lass es zu!

„Ich will wieder mehr Zeit für schöne Dinge haben", wünschte sich ihr Körper. „Ich will wieder Spaß haben an meinen Hobbys, will nicht länger durch den Tag gehetzt werden vom ewigen Muss, Muss, Muss. Ich will mal wieder einen langen, gemütlichen Einkaufsbummel mit Babette und Janine machen, will stundenlang Hosen, Hemden und verrückte Hüte anprobieren und mit ihnen über offenkundige Geschmacksverirrungen lachen. Lachen, bis der Arzt kommt. Ich will mein schönes Lachen wiederhaben, will von Thierry zum Lachen gebracht werden, will glucksen, kichern, giggeln, will klitzekleine kitzelnde Luftblasen um mein Herz herum aufsteigen spüren. Will die Wärme empfinden, die verbündetes Lachen erzeugt. Ich will keine kalte, schmallippige, roboterhafte Maschine mehr sein. Ich will mit Mark-Philipp lachen, ihm verschwörerisch zulächeln, ihn verschmitzt anlachen, will mit ihm laut und fröhlich über Thierrys verrückte Späße lachen. Ich will einfach nur bei ihm sein." Und die funktionierenden Zellen ihres Kopfes unterstützten diese Wünsche: Lass es zu! Lass es zu!

***

Die Schwimmmeisterin sah ihr überrascht hinterher, als sie plötzlich vor dem Drehkreuz kehrtmachte, die Münze nicht wie beabsichtigt in den Schlitz steckte, sondern zurück in ihre Jackentasche. Mit klopfendem Herzen und neuer Kraft schwang sie sich auf ihr fauchendes, knarrendes Fahrrad, jagte durch die verlassenen Straßen. Der Wind war nun auf ihrer Seite, schob sie an. Sie segelte mühelos dahin. Sie konnte die Ankunft im Amalfi kaum erwarten. Und als sie endlich ankam, mit halb erfrorenen Händen das Fahrrad ankettete, hörte sie ein Lied in ihrem Innern. Eine langsame, eindringliche Ballade. Das Lied, zu dem sie damals im stickigen Gemeindesaal von Othis mit Mark-Philipp Blues getanzt hatte, damals, als sie kurz ganz sicher war, sie würden zusammenkommen, in kürzester Zeit ein Paar werden: *Nothing else matters.*

Mark-Philipp sehen, ihm endlich zu verstehen geben, dass sie interessiert war, dass sie nicht nur nehmen, sondern auch geben konnte. *Nothing else matters.*

Und als sie das behaglich warme Café betrat, die vielen unterschiedlichen Köpfe sah, verspürte sie ein unbändiges Glücksgefühl, einen unendlichen Reichtum darüber, dass jeder Mensch anders war, einzigartig, jeder der Milliarden Menschen auf der Welt ein ganz eigenes, erstaunliches Individuum. Dass es keinen Menschen zweimal gab. Dass niemand einfach so austauschbar war. Und als sie Babettes erfreutes Winken sah und Mark-Philipps aufleuchtende Augen, seine schöne, gefühlvolle Hand, die sich verlegen durch sein wirres Haar fuhr, umwirbelte sie eine schwindelige Freude darüber, dass sie die richtige Entscheidung getroffen hatte. Vielleicht war es noch nicht zu spät.

Nachwort

Das in unserer Gesellschaft bestehende Schönheitsideal hat maßgeblichen Einfluss auf die Wahrnehmung und Bewertung des eigenen Körpers. Im Laufe der vergangenen Jahrzehnte wurde dieses allgemeine Schönheitsbild mehr und mehr von extremer Schlankheit geprägt; analog ist mit der zunehmenden Verbreitung von Diäten auch ein Anstieg in der Häufigkeit von Essstörungen, insbesondere der Anorexia nervosa (Magersucht), zu verzeichnen.

Was unterscheidet nun eine an Magersucht Erkrankte von noch gesunden Jugendlichen und jungen Erwachsenen?

Betroffene weisen ein ungewöhnliches Essverhalten auf, das zu einem selbst herbeigeführten Gewichtsverlust führt. Die Gewichtsabnahme nimmt oft dramatische Ausmaße an und hat dann erhebliche körperliche Folgen. Zu diesen gehören neben einer trockenen, schuppigen Haut und Haarausfall auch so schwerwiegende Symptome wie Störungen des Hormon- und Elektrolythaushalts, Amenorrhö (Ausbleiben der Menstruationsblutung), Blutbildveränderungen, Niereninsuffizienz (Nierenversagen), Osteoporose (sog. Knochenschwund), Hirnatrophie (Schwund des Gehirngewebes) und Störungen des sympathischen Nervensystems, die letztendlich sogar zu Herzrhythmusstörungen führen können.

Neben dem Einhalten extremer Diäten setzen magersüchtige Menschen häufig auch exzessive körperliche Aktivität, Abführmittel, Entwässerungstabletten oder

Schilddrüsenhormonpräparate ein, um eine Verringerung ihres Körpergewichts zu erzielen. Auch vorsätzliches Erbrechen kann als Mittel zur Gewichtskontrolle eingesetzt werden, insbesondere wenn es aufgrund der langen Hungerperioden zu „Essattacken“ kommt, die als unkontrolliert erlebt werden. Darüber hinaus fallen anorektische Patienten durch eine übermäßige Beschäftigung mit dem eigenen Körpergewicht und der eigenen Figur auf. Ihre Selbstwert-Definition erfolgt häufig fast ausschließlich über Körpergewicht, Figur und Leistung. Die Vorstellung, durch die willkürliche Manipulation ihres Körpergewichts eine gewisse Kontrolle über ihr Leben ausüben zu können, spielt bei vielen magersüchtigen Jugendlichen eine zentrale Rolle, auch wenn es im Verlauf der Erkrankung zunehmend zu einem *Verlust* der Kontrolle über das eigene Ess- bzw. das Abnehmverhalten kommt.

Das Vorliegen einer Körperschemastörung stellt ein weiteres zentrales Merkmal der Erkrankung dar: Betroffene halten sich oft selbst dann noch für zu dick, wenn sie bereits ein gefährliches Untergewicht erreicht haben. Zusätzlich weisen magersüchtige Patienten häufig weitere psychische Störungen auf, zu denen neben Angststörungen vor allem Depressionen gehören. Der Erkrankungsbeginn liegt typischerweise in der Pubertät, wobei Mädchen und Frauen insgesamt deutlich häufiger betroffen sind als Männer. Mindestens 5 % aller Betroffenen sterben an den Folgen der Erkrankung.

Warum erkranken nun junge Menschen an einer Magersucht? Wie kommt es zu dieser Erkrankung?

Als Ursachen der Anorexie werden neben den bereits erwähnten soziokulturellen Faktoren (Schlankheitsideal; kulturelle Essgebote; „Diät-Wahn“) auch genetische und andere biologische Mechanismen diskutiert. So wurden bei magersüchtigen Patienten zum Beispiel Auffälligkeiten in bestimmten Botenstoffsystemen des Gehirns gefunden. Auch für die gestörte Sättigungswahrnehmung, die bei vielen Betroffenen vorliegt, wird eine biologische Grundlage angenommen. Zusätzlich scheint es auch psychologische Merkmale zu geben, die Risikofaktoren für eine Anorexie-Erkrankung darstellen. Zu diesen gehören insbesondere ein ausgeprägter Mangel an Selbstvertrauen, starke Unzulänglichkeitsgefühle, Entwicklungskrisen in Verbindung mit mangelnden Bewältigungsstrategien sowie Schwierigkeiten bei der Identitätsfindung. Auch spricht vieles dafür, dass gestörte familiäre Interaktionen einen Ausbruch der Erkrankung begünstigen. Wodurch auch immer eine Anorexie ausgelöst wurde, in ihrem Verlauf entwickelt sich nach und nach eine Symptomspirale, die zur Aufrechterhaltung bzw. Verschlimmerung der Symptomatik führt: Die bestehende Mangelernährung führt zu kognitiven, emotionalen, psychosozialen und körperlichen Veränderungen, die sich in Depressionen, kognitiven Einbußen, Schlaf-, Kreislauf- und Verdauungsstörungen, sozialer Isolation und einem verringerten Selbstwertgefühl niederschlagen. Zur Kompensation dieser erlebten negativen Auswirkungen wird dann die Symptomatik aufrechterhalten oder sogar weiter verstärkt.

Was kann man tun, wenn sich erst einmal eine Anorexie entwickelt hat?

Ohne entsprechende therapeutische Unterstützung lässt sich der geschilderte Teufelskreis, der nach und nach zur Eskalation der Erkrankung führt, nur schwer durchbrechen, sodass die Wahrscheinlichkeit einer Spontanremission (spontane Rückbildung der Symptome) der Anorexia nervosa sehr gering ist. Bei entsprechender psychotherapeutischer Behandlung bestehen hingegen recht gute Heilungschancen.

Im Rahmen der Therapie geht es vor allem darum, irrationale Gedanken, Überzeugungen und Werthaltungen, die zur Entstehung der Essstörung beigetragen haben, zu bearbeiten. Auch psychische Schwierigkeiten, die im Verlauf der Erkrankung entstanden sind, sind notwendiger Gegenstand der Therapie, um einem erneuten Ausbrechen der Krankheit entgegenzuwirken (Rückfallprophylaxe). Es ist in der Regel vorteilhaft, die Familie bzw. den Partner der Betroffenen in die Behandlung mit einzubeziehen. Ziel der Therapie ist letztendlich die Normalisierung des Gewichts sowie die Vermittlung eines normalen Essverhaltens. Oft ist die Behandlung in einem ambulanten Rahmen möglich; eine stationäre Therapie ist vor allem dann unumgänglich, wenn der Gewichtsverlust bzw. die körperlichen Folgesymptome lebensgefährliche Ausmaße angenommen haben oder wenn aufgrund der sich häufig entwickelnden Depression Suizidgefahr besteht.

Anorexia nervosa ist eine sehr ernst zu nehmende Erkrankung, die über ein „gesundes" Diäthalten weit hinausgeht und die gravierende gesundheitliche und soziale Probleme nach sich zieht. Eine therapeutische Unterstützung der Betroffenen ist möglich und meist notwendig, um einen Ausweg aus der Erkrankung zu schaffen und die Folgen der Magersucht zu bewältigen.

Ann-Christine Ehlis
Diplom-Psychologin

Ausgewählte Adressen von Beratungsstellen bei Essstörungen

Deutschland:

DICK & DÜNN – Beratung bei Essstörungen e.V.
Innsbrucker Str. 25
10825 Berlin
Tel. 030/8544994

Hamburger Zentrum für Essstörungstherapie e.V.
Bundesstr. 14
20146 Hamburg
Tel. 040/4505121

Waage e.V. – Kontakt-, Informations- und Beratungsstelle für Frauen mit Essstörungen
Eimsbütteler Str. 53
22769 Hamburg
Tel. 040/4914941
E-Mail: info@waage-hh.de

KESS - Kurztherapie bei Essstörungen
Ruth Dahm
Gladbacher Str. 62
40219 Düsseldorf
Tel. 0211/335044
E-Mail: dahm-kess@t-online.de

Zentrum für Essstörungen Köln e.V.
Göbenstr. 3
50672 Köln
Tel. 0221/764506

Annaconda e.V. – Psychosoziales Gesundheitszentrum für Frauen und Mädchen
Boxgraben 49
52064 Aachen
Tel. 0241/512690
E-Mail: info@anna-conda.de

Balance – Beratung und Therapie bei Essstörungen
Waldschmidtstr. 11
60316 Frankfurt am Main
Tel. 069/49086330
E-Mail: BALESS@t-online.de
Frankfurter Zentrum für Essstörungen
Hansaallee 18
60322 Frankfurt
Tel. 069/550176 E-Mail: fz.ess-stoerungen@t-online.de

ABAS – Anlaufstelle für Essstörungen
Lerchenstr. 79
70176 Stuttgart
Tel. 0711/12006990

„Cinderella" e.V. – Aktionskreis Ess- und Magersucht
Westendstr. 35
80339 München
Tel. 089/5021212

ANAD e.V. – Beratungsstelle für Essstörungen
Seitzstr. 8
80538 München
Tel. 089/2423996-0
E-Mail: Beratung@ANAD-pathways.de

Dick und dünn Nürnberg e.V.
Beratung für Frauen mit Essstörungen
Hallerhüttenstr. 6
90461 Nürnberg
Tel. 0911/471711

Österreich:

Wiener Programm für Frauengesundheit
Gratis-Hotline für Essstörungen
Informationen und Hilfe für Mädchen mit Magersucht, Bulimie und Esssucht
Tel. 0800/201020 (österreichweit)
E-Mail: hilfe@essstoerungshotline.at

Set.Point e.V.
Selbsthilfe für Frauen zum Thema Essstörungen
Seilerstettengasse 5/7
1010 Wien
Tel. 0043/1/4700678
E-Mail: setpoint@gmx.net
Internet: www.setpoint.at

Verein Zentrum für EssStörungen
Sechsschimmelgasse 24/16
1090 Wien
Tel. (Hotline) 0043/1/7103470 (jeden Mo. von 18 bis 21 Uhr) E-Mail: zentrum.fuer@essstoerungen.cc
Internet: www.essstoerungen.cc

So What – Wien
Beratungsstelle für Menschen mit Essstörungen
Standgasse 7/1
1180 Wien
Tel. 0043/1/4065717
E-Mail: help@sowhat.at
Internet: www.sowhat.at

Schweiz:

Zentrum für Menschen mit Essstörungen
Lutherstr. 2
8004 Zürich
Tel. 0041/1/2911717

Medizinisches Zentrum Löwenstraße
Tagesklinische und Einzeltherapie-Angebote für Menschen mit psychosomatischen Beschwerden, Depressionen, Angst-, Zwangs-, Essstörungen etc.
Löwenstr. 12
8001 Zürich
Tel. 0041/1/2287080